15の事例から読み解く「チーム医療」とマネジメント

細田満和子 ＋ 秋山智弥 ＋ 奥田弥奈［編著］

日本看護協会出版会

編者・執筆者一覧

編集・執筆

細田満和子 …… 星槎大学大学院・教授、東京大学医科学研究所・特任研究員、専門社会調
査士

秋山　智弥 …… 名古屋大学医学部附属病院 卒後臨床研修・キャリア形成支援センター 看
護キャリア支援室室長・教授

奥田　弥奈 …… 公益社団法人愛知県看護協会教育センター 認定看護管理者教育課程 専任
教員・認定看護管理者（前名古屋大学医学部附属病院 卒後臨床研修・キャ
リア形成支援センター 看護キャリア支援室）

執筆

名古屋大学医学部附属病院 卒後臨床研修・キャリア形成支援センター 看護キャリア支
援室 認定看護管理者教育課程セカンドレベル研修（2022 年度）受講生

はじめに

　本書は、看護師の方々が経験するチーム医療の現実―うまくいった事例や困難だった事例―に対する理論的分析を示すことで、現場で多職種による医療実践に取り組む方々がチーム医療を推進する際のヒントを提供することを目的としています。

　数年来、名古屋大学医学部附属病院卒後臨床研修・キャリア形成支援センターの認定看護管理者教育課程セカンドレベル研修でヘルスケアシステム論Ⅱ『ヘルスケアサービスにおける多職種連携』の講師をしています。受講者は、大学病院、総合病院、中小病院、訪問看護ステーションなどさまざまな場所で、看護管理者として勤務されている方々です。

　現代の医療状況における「チーム医療」の4つの要素やチーム医療の論理などについて講義を行っていますが、その際に、いつも「チーム医療ワークショップ」を実施しています。これは、5〜6人が一つのグループになって、チーム医療をテーマに印象に残っている事例、うまくいかなかった事例などを紹介し合って、代表的なものを専門性志向・患者志向・職種構成志向・協働志向の4つの要素から分析するというものです。

　このワークショップを振り返る内容は、各自でレポートの形にまとめていただきます。レポートを作成する際は、医師をはじめとした他職種との関係、患者・家族との関係、地域や外部機関との連携など、訪問看護ステーションの事例も含めて、匿名性に配慮していただいています。提出されたレポートは、現場におけるチーム医療の具体的な事例が4つの要素で分析され、多くの事例には社会的・倫理的な深い問題も含まれていました。

　これらの受講者の皆様のレポートを拝見して、他の看護師や医療職の皆様にもぜひ参考になるのではないかと思いました。そこでこの事例分析を中心にしたチーム医療の本を出版するようなことはできないかと、名古屋大学医学部附属病院卒後臨床研修・キャリア形成支援センターの秋山先生と奥田先生、そして日本看護協会出版会の編集者である桜木さんに相談しました。その結果、ぜひ出版しようということになり、本書の刊行につながりました。

　本書の構成は、チーム医療の事例分析のレポートとそれらに対する筆者らのコメントを中心に据えつつ、チーム医療をめぐる看護界の動向、セカンドレベル研修で「チーム医療」について学ぶ意味と名古屋大学医学部附属病院での教育実践、「チー

ム医療」の4つの要素の解説、チーム医療ワークショップの実施方法を含めました。レポートは37人分あり、その中からなるべくさまざまな場面が入るように、15の事例を選び、作成者である受講生の同意をいただきました。そして個人や施設が特定されることのないよう、病院や登場人物の匿名化を厳密に行い、論旨に直接影響しない範囲で適宜、一部の情報を改変し、十分な倫理的配慮を施しました。

　本書は、看護管理者、看護師をはじめとした医療職、看護学生、医療系学生、医療系企業の方などにぜひ一読していただきたいと思います。また、専門看護師・認定看護師や認定看護管理者教育課程のテキストとしても使用可能で、拙著『「チーム医療」とは何か』（2021）の副読本としても読んでいただきたいと思います。

　最後になりましたが、葛藤が多い中で、患者中心の医療を貫こうと奮闘し、チーム医療の難しさや重要さを伝えてくださいました、名古屋大学医学部附属病院・認定看護管理者教育課程セカンドレベル研修の受講者の皆様に感謝を申し上げます。事例に関してはすべての受講者の皆様のオーサーシップを尊重していますが、執筆の責任は筆頭編者にあることを書き添えさせていただきます。

2024年6月

細田満和子

目次

Part 1_____

チーム医療をめぐる医療界・看護界の動向

チーム医療をめぐる医療界・看護界の動向

1. チーム医療の定義とは／2. チーム医療の"三つの文脈"／3.「ティール組織」にみる
多職種チームの進化／4. ゴールを共有し続けられるチームづくり／5. 真のチーム医療の
実現に向けて

Part 2_____

看護管理者として「チーム医療」を学ぶ意義

セカンドレベルで「チーム医療」について学ぶ意義
──名古屋大学医学部附属病院 看護キャリア支援室の歩み

1. 認定看護管理者教育課程の概要と当院での特徴／2. セカンドレベルで「チーム医療」
を学ぶ意義／3. 本書で紹介する「チーム医療」の事例について

Part 3_____

「チーム医療」とは何か：4つの要素

「チーム医療」とは何か──4つの要素とそれらの関係性

1.「チーム医療」の4つの要素／2.「チーム医療」の困難／3. 4つの要素の相補性／
4. 現実の「チーム医療」とは

Part 4

「チーム医療」の困難とマネジメント：15 の実践事例

Part 5

「チーム医療ワークショップ」の進め方

　チーム医療ワークショップ──実践から新たな理解を得る「省察」

　ワークショップの方法

Part 1

チーム医療をめぐる
医療界・看護界の動向

チーム医療をめぐる医療界・看護界の動向

秋山智弥

1. チーム医療の定義とは

　チーム医療という言葉は、今では当たり前のように耳にし、また、口をついて出るようになったものの、その定義は依然として曖昧である。医療をめぐるさまざまな利害関係者が、それぞれの目的のために都合よく利用しているといっても過言ではない。大切なのは、チーム医療という言葉が使われる際の、その文脈とその先にある目的を見定め、現場のチームが真に目指すゴールを見失わずにいることである。

　現在、チーム医療という用語の定義として最もよく用いられているのは、2010年3月に厚生労働省が公表した報告書「チーム医療の推進について（チーム医療の推進に関する検討会報告書）」[1] に記された以下の一文である。同報告書は、2009年8月の検討会立ち上げから計11回にわたる議論を経て取りまとめられたもので、その冒頭、「基本的な考え方」の中で、チーム医療という用語は次のように記されている。

　○チーム医療とは、「医療に従事する多種多様な医療スタッフが、各々の高い専門性を前提に、目的と情報を共有し、業務を分担しつつも互いに連携・補完し合い、患者の状況に的確に対応した医療を提供すること」と一般的に理解されている。

　報告書ではあえて「定義する」とは記されていないものの、基本的な考え方として国が採用した「汎用的な共通理解」と捉えれば、この一文がすなわち国が示したチーム医療の暫定的な定義とも言える。また、報告書には、続けて次のように記されている。

○質が高く、安心・安全な医療を求める患者・家族の声が高まる一方で、医療の高度化・複雑化に伴う業務の増大により医療現場の疲弊が指摘されるなど、医療の在り方が根本的に問われる今日、「チーム医療」は、我が国の医療の在り方を変え得るキーワードとして注目を集めている。

○また、各医療スタッフの知識・技術の高度化への取組や、ガイドライン・プロトコール等を活用した治療の標準化の浸透などが、チーム医療を進める上での基盤となり、様々な医療現場でチーム医療の実践が始まっている。

すなわち、定義こそ曖昧ではあるものの、「チーム医療」と呼ぶべき模範的な医療提供はすでに現場レベルで実践されており、医療をめぐる諸課題への万能薬として社会からも期待されている、と解することができる。

実際、それ以前の国の会議でも「チーム医療」という用語は度々登場している。国の審議会や検討会で「チーム医療」という用語が登場したのは、おそらく2005年12月に公表された社会保障審議会医療部会の「医療提供体制に関する意見」[2] が最初だと思われる。この報告書は、「患者の視点に立った、患者のための医療提供体制の改革」を旨とし、2004年9月から計21回にわたる議論を経て取りまとめられたものであるが、その「基本的な考え方」には次のように記されている。

医療は、我が国社会の重要かつ不可欠な資産であり、医療提供体制は、国民の健康を確保するための重要な基盤となっている。

医療は、患者と医療提供者との信頼関係を基本として成り立つものである。患者、国民に対して選択に必要な情報が提供されつつ、診療の場面においては、インフォームドコンセントの理念に基づき、医療を受ける主体である患者本人が求める医療を提供していく、という患者本位の医療を実現していくことが重要である。また、安全で質の高い、よりよい医療の実現に向けて、患者や国民が、その利用者として、また費用負担者として、これに関心を持ち、医療提供者のみに任せるのではなく、自らも積極的かつ主体的に医療に参加していくことが望ましく、そうした仕組みづくりが求められる。

さらに、医療は、周産期医療、小児医療から始まり、生命のすべての過程に関わるものであり、傷病の治療だけではなく、健康づくりなどを通じた予防から、慢性の症状を持ちながらの継続した介護サービスの利用や終末期における医療まで、様々な領域と関わるものである。その過程におい

ては、医療分野や福祉分野の専門職種、ボランティア、家族その他様々な人が関わってくることから、医療機関等において、医師とその他の医療従事者がそれぞれの専門性を発揮しながら協力して**チーム医療**を推進していくことはもとより、地域において、患者を中心とした協力と連携の体制を構築していく必要がある。（太字は筆者による）

この報告書が意図するところは、一人ひとりの人間の誕生から臨終に至るすべてのライフサイクルにおける「患者中心の医療」の実現であり、そのためには病院における「チーム医療」はもとより、介護・福祉をも含めた地域での「多職種連携」が不可欠だということである。

2. チーム医療の"三つの文脈"

このように報告書をひもといてくると、チーム医療のあり方には、少なくとも三つの文脈があると考えられる。

1│医学の進歩

一つ目は、「医学の進歩」である。医学が進歩するにつれ、医学の中での専門分化と治療の標準化が進行する。そうすると、複数の専門医がチームを組んで診療に当たる集学的診療のスタイルが登場するようになる。外科医、内科医、放射線治療医などの専門医がユニットを組んで診療に当たる集学的がん診療などがその例である。

また、医学の専門分化は、医師のみならず他の医療職にもその影響を及ぼす。例えば、がん領域であれば、がん看護専門看護師やがん薬物療法看護認定看護師、緩和ケア認定看護師などが誕生し、薬剤師においてもがん専門薬剤師やがん薬物療法認定薬剤師などが誕生している。こうした専門医や専門看護師、専門薬剤師らは、各職種の同僚からの個別コンサルテーションに応じながら、同時に多職種による新たな専門チームを結成し、病棟横断的に活動するようになる。それによって、現場からのコンサルテーションによりタイムリーに応じられる体制ができあがる。

こうした多職種による専門チームには、古くは米国ですでに1970年代に誕生していたと言われるNST（栄養サポートチーム）をはじめ、感染管理や褥瘡対策、緩和ケア、呼吸ケア、摂食嚥下ケア、排尿ケア、精神科リエゾンなどさまざまなチームが挙げられ、いずれも質の高い医療の実践に寄与してきたことは言うまでもない。一方、このような病棟横断的な多

職種による専門チームの存在をもってチーム医療の実践と認識されている場合もあり、チーム医療という用語の曖昧さの一因ともなっている。

2 | 人口の少子・高齢化

チーム医療に関わる二つ目の文脈は、「人口の少子・高齢化」である。高齢者の増加に伴い、病気の治癒が必ずしも治療のゴールではなくなってきたことや認知症高齢者における代理意思決定の問題、介護予防など、医師のみが治療方針を決められる時代、決めるべき時代ではもはやなくなってきている。また、少子化の進行は生産年齢人口の減少にも直結することから、社会保障制度自体の持続可能性が課題となっており、高齢者の増加によって膨れ上がる医療費をいかに抑えられるかが鍵といえる。

限られた財源の中で、医療の質を落とさずにいるためには、効率化以外の道はない。いかに無駄を減らすか、ということが、マクロ的には、現在、医療計画のもとで行われている医療機能の分化・強化や地域包括ケアの推進であり、ミクロ的にはチーム医療の推進と言える。それを実現するための原動力となっているのが診療報酬制度であり、特に、入院医療においてはプロセス重視の出来高払いからアウトカム重視の包括払いへと転換が図られてきた。目指す姿は、選択と集中による生産性の向上と言える。

3 | 情報化・デジタル化の伸展

チーム医療に関わる三つ目の文脈は、「情報化・デジタル化の伸展」である。インターネットやSNSの普及によって、さまざまな情報が大量かつ瞬時に入手できるようになった。これまでは高額な医学書を買うか、専門職を介してでなければ入手できなかったような医学的知識が、情報の信頼性はさておき、さまざまなサイトから容易かつ安価で手に入るようになった。このことは、患者自身の医療への参画を容易にしたことは言うまでもなく、患者による病院・診療所選びをも容易にしたと言える。

インフォームドコンセントを通して、患者の知る権利・選ぶ権利が尊重されるようになり、また、自身の治療計画への積極的な参画が患者の責務として認識されるようになる中で、医師と患者の関係は、パターナリズムからパートナーシップへと変貌を遂げつつある。医師と患者との完全なパートナーシップの下では、当然ながら患者を中心とした多職種のフラットな協働関係のみが存在し、たとえ法律上の制約における指示・被指示の関係はあっても、もはや職種間における上下関係はないと言える。

また、情報化・デジタル化の伸展は、文字の解読を容易にするとともに、

時間や場所の制約を受けずにいつでもどこでも参照できることを可能にした。すなわち、電子カルテの登場である。紙カルテの頃には解読できなかった医師の手書きの診療録が読めるようになった。しかも、1冊しかないカルテを奪い合うこともなければ、病棟に行って読み書きする必要もなく、必要なカルテを随時保管庫から出してもらう手間も待ち時間もなくなったのである。まさに、チーム医療を実践するために多職種が情報共有するための強力なツールが手に入った、と言い換えることができる。

　こうした三つの文脈は何も日本に限ったことではない。チーム医療という用語は Team Medical Care と英訳されることが多いが、海外の文献では Team Medical Care という用語はほとんど見当たらず、チーム医療という用語が日本独自のものであることがわかる。一方、これに類する用語として、海外では Interdisciplinary Health Care Teams という用語が頻繁に用いられている。日本語では「学際的医療チーム」と直訳されるが、そもそも学際的という用語自体が日本ではなじみの薄い言葉である。逆に、日本語で学際的と訳される英語には、multidisciplinary、interdisciplinary、transdisciplinary など複数の用語が存在し、微妙に使い分けられている。この意味の使い分けにこそ、チーム医療の真意が含まれているとも言える。特に、multidisciplinary から interdisciplinary への進化は、多職種による協働の仕方が、単なる分業から協業へと発展してきたことを意味している。

　細田[3]は、チーム医療を構成する要素として、「専門性志向」「患者志向」「職種構成志向」「協働志向」の4つを挙げているが、上述した三つの文脈の中で、各志向性もまた段階的に発展してきたことがうかがえる。つまり、「専門性志向」は学問の発展ともに一貫して発展してきており、「職種構成志向」と「協働志向」は医療における生産性向上のために発展してきたと言える。そして、少子高齢化や情報化の伸展がニーズの多様化をもたらし、「患者志向」を後押ししてきたととらえることができる。

3.「ティール組織」にみる多職種チームの進化

　社会におけるパラダイムシフトの中で、「多職種チーム」という組織がいかに進化してきたか、という観点でとらえ直してみると、その歴史的必然がより理解しやすくなり、今後のチーム医療のあるべき姿も想像しやすくなるのではないか。

　ラルーは、Society1.0 から Society5.0 までのパラダイムシフトの中で、

組織モデルが段階的に発展してきたことを示し、Society5.0における組織モデルを「ティール（進化型）組織」と名付けている⁴⁾。ティールとは、ターコイズブルーという色を表したもので、ラルーはウィルバーに倣って組織の発展段階を色で表現するとともに、各段階にメタファーも用い、わかりやすく表現している。

● レッド（衝動型）組織──Society1.0　狩猟

Society1.0の時代、すなわち狩猟によって命をつないでいた時代には、**「オオカミの群れ」**というメタファーで表現されるように、「圧倒的な力と恐怖による暴力的な統治」で治める「レッド（衝動型）組織」が登場する。現代でもマフィアなどの組織はこのモデルで存在している。

● アンバー（順応型）組織──Society2.0　農耕

そこから、Society2.0の時代、すなわち、定住し、農耕によって命をつないでいく時代に移行するようになると、**「軍隊」**というメタファーで表現されるように、「絶対的な階級とルールによる階層的な統治」で治める「アンバー（順応型）組織」が登場する。国の誕生がこれにあたる。現代でも教会や地域の「ムラ」社会などはこのモデルで存在している。

● オレンジ（達成型）組織──Society3.0　工業

そして、産業革命によってSociety3.0の時代が訪れる。工業の時代に入ると、**「機械」**というメタファーで表現されるように、「実力・成果主義を取り入れた歯車的な統治」で治める「オレンジ（達成型）組織」が登場する。生産性の向上を目指す、現代の組織の大部分はこれに相当する。オレンジ組織にもアンバー組織と同様にヒエラルキーは存在するものの、実力や成果によって昇進することができる。

● グリーン（多元型）組織──Society4.0　情報

そして、Society4.0の時代、情報化社会が発展するようになると、オレンジ組織のように、歯車としてがむしゃらに働き、競争社会で勝ち続けるような生き方よりも、一人ひとりの個性や価値観を尊重し、やりがいやいきがいをもって働けるような組織が生まれてくる。それが、「主体性・多様性を重視する人間的な統治」で治める「グリーン（多元型）組織」であり、**「家族」**というメタファーで表現されている。グリーン組織は、小規模な非営利団体やNGO、ベンチャー企業などに見られる。

● ティール（進化型）組織——Society5.0　新たな社会

そして、その次の段階、すなわち Society5.0 と呼ばれる新たな社会へと我々は移行しつつある。人工知能の急速な進化がどのような社会をもたらすかは不明だが、おそらくは、人間にしかできないことに高い価値が置かれるようになると考えられ、究極的には組織内での個人間の上下や優劣は不要になるのではないかと想像される。

ラルーは、そうした組織を予感させる例として、オランダの訪問看護組織ビュートゾルフを紹介し、「ティール（進化型）組織」と名付けている。ビュートゾルフは、1チーム最大12人までで構成される訪問看護チームを、オランダ全土で 800 チーム以上展開し、ケア提供組織における顧客満足度第1位、全産業における職員満足度第1位の座を獲得している団体である。ティール組織は「各個人の意思決定によるフラットな統治」で治められるとされ、「**生命体**」というメタファーで表現されている。

ラルーは、各段階（各時代）ごとに、テクノロジーや生存手段、権力や価値観などさまざまな側面においてブレークスルーがもたらされてきた、と語っている。また、いままで見過ごされてきた観点として、どの時代においても必ず見出してきたのが**協働の仕方に関するブレークスルー**だと指摘している[4]。

ここに、「多職種チーム」という組織の進化を当てはめてみるとどうだろうか？　国が示したチーム医療の定義、すなわち、「医療に従事する多種多様な医療スタッフが、各々の高い専門性を前提に、目的と情報を共有し、業務を分担しつつも互いに連携・補完し合い、患者の状況に的確に対応した医療を提供すること」が可能な組織とは、どの段階の組織にあてはまるだろうか？　おそらくそれは、ティールに近いグリーンの組織ではなかろうか？　現実の多職種チームの多くは、依然としてオレンジに思えてならない。生産性を上げるために歯車として働いている以上は、おそらくオレンジから抜け出すことはできないと思われる。

ラルーが言及する協働の仕方に関するブレークスルーが、多職種チームの発展にも見られるとするならば、それはすなわち、multidisciplinary な協働（分業）を実践するオレンジチームから interdisciplinary な協働（協業）を実践するグリーンチームへの進化だと言える。一方で、チームとすら呼べないレッドやアンバーな組織も医療界・看護界にはまだまだ存在しているのではないだろうか？

4. ゴールを共有し続けられるチームづくり

1 | タスク・シフト／シェアの推進に必要なもの

医療職自らが「チーム医療」について語ろうとするとき、自らが置かれている現状（文脈）を見定め、また、何のための「チーム医療」なのかを見極め、ゴールを共有し続けられるチームづくりを目指す必要がある。そのためには、チームを構成するメンバー一人ひとりが専門職として自律していることが大前提である。自らが専門職として自律できているか否か、そこを抜きにして「チーム医療」を語ることはできない。

現在、医師の働き方改革を進めるために、タスク・シフト／シェアの推進が声高に叫ばれているが、現実にはさほど進んではいない。その要因の最たるものは、ゴールが共有できていないことである。タスク・シフト／シェアを推進するには、意識・技術・余力の3つが必要だと言われる[6]。言い換えれば、「やる気」と「スキル」と「マンパワー」である。つまり、「やる気がなければそもそも何も始まらない」し、「やる気があってもスキルがなければ実行できない」し、「やる気とスキルがあっても人手がなければ継続できない」のである。専門職なので、「やる気」があれば「スキル」は身につけられる。「マンパワー」の確保は管理者の仕事でもあるが、専門職自身でも業務を効率化して時間を生み出すことは可能である。それゆえに、「やる気」が大切になる。処遇改善も重要だが効果は一時的である。何より大切なのは専門職としてのプライドに火をつけることである。

2 | 看護という仕事への省察

タスク・シフト／シェアは医師の労働時間の削減に端を発しているものの、その効果は何も医師の負担軽減のみに留まるものではない。医師の疲労度が低くなれば、指示を誤るリスクは低減し、診断を下すまでの時間も手術の時間も短くなる。結果的に、診療の質も安全性も高くなり、患者によりよいアウトカムが達成される。これは医師をとりよく医療従事者の共通のゴールと言える。

特に、看護師はチーム医療のキーパーソンと言われるが、それは何も法律上、診療の補助の大部分を看護師が担えるからという理由ではない。看護師は、診療の補助と療養上の世話を独占業務として担っているが、これらの2つの業務は決して別物ではなく、同時に行えるものである。日常生

活の援助を通して、患者の心身の状態を常にアセスメントし続けている。この24時間365日の連続的なモニタリングは、とりわけ急性期医療においては患者アウトカムを左右する重要な要素と言える。また、その連続的なアセスメントやモニタリングがあるからこそ、その時々の患者の状態に合わせた最適な薬剤や処置手順を選択することもできる。

　にもかかわらず、診療の補助は医師の指示に基づいて行われる単なる「業務」としてしか捉えられていない看護師も数多い。そうした誤解は自らの専門性に対する誤った認識と言わざるを得ない。患者の状態に合わせた最適な薬剤や処置手順の選択は、療養上の世話そのものと言っても過言ではない。単に身体介助だけが目的であれば、あるいはまた、単に医師の指示に従うだけであれば、看護師である必要はない。

　看護補助者や介護福祉士が行う「療養生活上の世話」と看護師が行う「療養上の世話」はいったい何が違うのか、准看護師が行う診療の補助と看護師が行う診療の補助の違いはどこにあるのか、それが説明できなければ看護の専門性が確立できているとは言えないし、専門職として自律することもできないのではないか。看護師の「やる気」は、看護という仕事への自らの省察にかかっている。

　医療チームがタスク・シフト／シェアを通して達成しようとしていることは、限られた資源（マンパワー）の中での生産性の向上と、持続可能な医療提供体制の構築であり、それによってチームメンバー全員がもれなくやりがいと恩恵を受け、結果的にその最終的な恩恵が患者にもたらされることである。

3｜タスク・シフト／シェアが医療の質に与える影響

　米国医学研究所は、医療の質を考える上で、①安全性、②有効性、③患者中心性、④適時性、⑤効率性、⑥公平性という6つの重要な視点を提唱している[5]。医師から看護師へのタスク・シフト／シェアによって、医療の質がどのような影響を受けるのかを、6つの視点で考察してみる。

● 安全性と有効性
　まず、①安全性と②有効性について言えることは、看護師よりも医師の強みが生かされる視点と言える。血管確保や創傷処置といったスキルは経験を重ねれば上達するものであり、医師よりも看護師が行うことの多い処置については、当然ながら看護師のスキルが医師を上回り、より高い①安全性や②有効性が担保できると言える。

とはいえ、医療は不確実であり、一定の確率で予期せぬ事態が生じ得る。そうした時に、適切な判断、行動がとれるのはやはり系統的かつ網羅的な医学教育を受け、卒後研修を受けてきた医師に勝ることはない。看護師があらたな診療の補助行為を実践するに当たっては、十分な教育・研修を受けるとともに、どれほど経験を重ね熟練したとしても常に謙虚さを保ち、少しでも気になることがあれば医師に報告することを怠ってはならない。

● 患者中心性と公平性

　次に、③患者中心性と⑥公平性であるが、この２つは医師よりも看護師の強みが生かされる視点と言える。患者の思いや生活についてより深く知っているからこそ、提供しようとする医療行為が患者の意思に反したものでないことや、患者が安心して安楽に受けられるよう時間や環境、手順を調整して提供することができる。例えば、ドレーンからの排液がわずかになり、いつでも抜ける状態にあるときに、手術中などで医師が手を離せない状況にあったり、土日で不在であったりすれば、当然ドレーンの抜去を医師のスケジュールに合わせて遅らせるよりほかなくなってしまう。患者は入浴の機会を逃すだけでなく、感染のリスクのある状態をさらに長く強いられることになる。

　こうしたドレーンの抜去を看護師ができるようになれば、医師ではなく患者のスケジュールに合わせて行えるようになり、患者を少しでも早く安楽にすることができる。また、主治医の異なる複数の患者を受け持つ中で、患者の重症度や医療・看護の必要度に応じて優先度の高い患者から順に必要な医療・看護を提供できれば、それは公平性の観点からも質の高い医療の提供と言える。

● 適時性と効率性

　最後に、医師と看護師から成るチームの強みが最も生かされるのが、④適時性と⑤効率性の視点である。医師が対応できる時には医師が対応し、医師が対応できない時には看護師が対応することで、常にタイムリーな医療提供ができ、これによって待ち時間のムダが省かれ、効率性が担保される。

　その鍵を握るのが、医師から看護師への包括的指示である。看護師に裁量が与えられていればいるほど、看護師はタイムリーに動くことができ、医師の指示を待つ時間は著しく短縮される。そのためには、看護師の資質の向上は不可欠であり、医師と看護師の強い信頼関係も求められる。

5. 真のチーム医療の実現に向けて

　「職種構成志向」という単なる多職種の集まり（multidisciplinary）から抜け出し、「患者志向」という共通のゴールのもと、「専門性志向」と「協働志向」を両立できたとき、真のチーム医療（interdisciplinary）が実現できるのではないだろうか。

　タスク・シフト／シェアを単なる医師の働き方改革への解決策として不満を抱えながら実施してもうまくいくはずはない。頭を切り替え、このピンチを医療の質改善のためのチャンスととらえることができれば、必ずや成功し、患者の満足や笑顔の表情を通して、チームメンバー全員がやりがいと満足を感じられるのではないだろうか。それこそが、win-win-win のあるべきタスク・シフト／シェアと言える（図）。

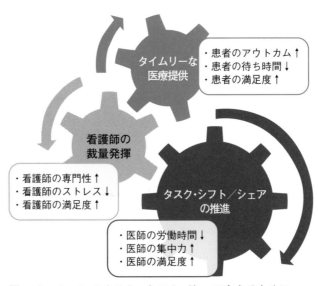

図　win-win-win のタスク・シフト／シェアとなるために

◆ 引用文献

1）厚生労働省：チーム医療の推進について（チーム医療の推進に関する検討会報告書）．2010年3月19日．〈https://www.mhlw.go.jp/shingi/2010/03/dl/s0319-9a.pdf〉
2）社会保障審議会医療部会：医療提供体制に関する意見，2005年12月8日．〈https://www.mhlw.go.jp/shingi/2005/12/dl/s1208-3b.pdf〉
3）細田満和子：「チーム医療」とは何か 第2版 患者・利用者本位のアプローチに向けて．日本看護協会出版会；2021.
4）フレデリック・ラルー著，鈴木立哉訳，嘉村賢州解説：ティール組織 マネジメントの常識を覆す次世代型組織の出現．英治出版；2018.
5）米国医学研究所：医療の質―谷間を越えて21世紀システムへ―，日本評論社
6）厚生労働省：医師の働き方改革を進めるためのタスク・シフト／シェアの推進に関する検討会 議論の整理，2020年12月23日．〈https://www.mhlw.go.jp/content/10800000/000720006.pdf〉

part1 チーム医療をめぐる医療界・看護界の動向

Part 2

看護管理者として
「チーム医療」を学ぶ意義

セカンドレベルで「チーム医療」について学ぶ意義
——名古屋大学医学部附属病院 看護キャリア支援室の歩み

奥田弥奈

1. 認定看護管理者教育課程の概要と当院での特徴

　名古屋大学医学部附属病院看護キャリア支援室認定看護管理者教育課程（以下、本課程）は、日本看護協会認定看護管理者規程に基づき創設された。同規程には「多様なヘルスケアニーズを持つ個人、家族及び地域住民に対して、質の高い組織的看護サービスを提供することを目指し、看護管理者の資質と看護の水準の維持及び向上に寄与することにより、保健医療福祉に貢献する」[1]とあり、ファーストレベル・セカンドレベル・サードレベルの3課程を体系的に学ぶことができるカリキュラムが構成されている。

　当院は、2016年よりファーストレベルを、2018年よりセカンドレベルを開講した。医療界全体が置かれている状況や社会が看護に要請しているものを認識し、それに応え得る看護を提供するための組織化能力ならびに看護の質をマネジメントする能力を備えた人材の育成を目指している。近年、看護師の役割拡大、医療の高度化、超高齢社会など医療を取り巻く環境は激変し、地域包括ケア時代に求められる看護管理者の役割は大きく、自施設のみならず地域まで視野を広げた看護管理が期待されている。特に、現場の責任者である看護師長は、その手腕を発揮できる中心的な人物といえる。看護師長が自身の看護管理能力を発展させていくための教育機会の一つとして本課程のセカンドレベルがあると考えている。

　本課程のセカンドレベルは、日本看護協会認定看護管理者カリキュラム基準に基づき6教科目で構成され、189時間を受講することになる。教育理念は「社会が求めるニーズを的確に捉え、質の高い組織的看護サービスを提供できる実践者を育成する」としている。毎年40名以上の応募があり、選抜された受講生は主に中部地方の看護管理者である。所属施設は、急性期病院はもとより訪問看護ステーション、腎透析やリハビリセンター、高

齢者向けの施設、クリニックなど多岐にわたる。そのため、自施設とは違う機能を有している看護管理者とのネットワークを構築しやすい。

また、本課程の開講形態が分散型であるため、受講生は現場の管理をしながら受講することができる。現場の管理と学習内容を対比させ、自部署で何がおこっているのかを振り返り、日々の実践に結びつけ、次へ活かそうという意気込みを感じ取ることができる。各教科の授業ではグループワークも多く、他施設の受講生の実践から、すぐに自施設に生かせるヒントを得ることができるなど良い刺激となっている。

2. セカンドレベルで「チーム医療」を学ぶ意義

このような研修環境のなかで、受講生は看護管理者として求められている役割の一つである「チーム医療」について学んでいる。ヘルスケアシステム論Ⅱという教科目で「ヘルスケアサービスにおける多職種連携」について考えを深めていくのである。

今日においては、施設内外で多職種連携が当たり前になってきている。軽症から重症までさまざまな医療を必要とする患者・利用者に対して、それぞれに必要かつ良質な医療が切れ目なく提供されることが求められている[2]。そのためには、各々の専門職種が高い専門性を持ち、専門職種間における連携の強化が必要である。中島[3]は、専門職間の壁をつくらず、常に患者がどのようになることが最も幸せであるのかという患者中心に展開するプロセスの中で、お互いを必要なメンバーと認めた協働体としてのチームにより統合されたケアの展開の必要性を述べている。

本課程では、それぞれの職種が専門性を発揮するなかで、患者・利用者を中心とした「チーム医療」をどう実現していくのか、多職種によるチームケア提供の実際と課題について考え討論する場を設けている。講師は『「チーム医療」とは何か　第2版』の著者である細田満和子氏である[4]。細田氏は、本書 Part 3 で提示している「チーム医療」の4つの要素である「専門性志向」「患者志向」「職種構成志向」「協働志向」について十分に理解ができるよう説明した後、グループワークを進めている。

1つのグループは5～6人編成である。各グループの受講生は、多職種連携で患者にとって医療ケアが上手くいったエピソードや難しかったエピソードを付箋に書き込み、「チーム医療」の4つの要素のどこに当たるかを考えて模造紙に貼っていく。そして、上手くいったのはどのような条件があったからなのか、難しかったのはどこを改善すればよいのかを話し合

い、発表し合うという受講生主体のワークショップの形をとっている。

3. 本書で紹介する「チーム医療」の事例について

　受講生からは「自分の経験した事例を振り返ることで情報の整理ができた」「医療者、患者、家族などそれぞれの視点でみていることを理解した」「チームのどの部分に問題があるのか考えることができた」などの感想が寄せられ、新たな気づきや学びを得る機会となっていた。また、受講生には、教科目の評価として課題レポートも課せられている。細田氏より提示される課題は、これまでの経験において「チーム医療」が難しかったケースを「チーム医療」の4つの要素を利用して分析し、考察するという内容である。

　受講生は、現場で経験してきた「チーム医療」がどのようなものであったのかに真摯に取り組み、何が現場で起こり、何が問題なのか、現場での実践を丁寧に分析していた。それらは社会的・倫理的な問題も含まれた分析が記されており、他の看護職や医療職はもちろんのこと、患者、利用者、家族、地域住民の方々と共有したいと思える内容であった。施設間の連携強化、顔の見える関係などと一言で言ってしまうことは簡単ではあるが、患者・利用者や家族、地域の実情に合わせて医療・介護・生活支援をつなげていく一つひとつの作業が大切であると考えている。今回、「チーム医療」の4つの要素をもとに受講生一人ひとりが自身のチーム医療の経験を振り返ったことはとても意義深いことであった。また、分析を考察する際には、本課程のセカンドレベルで学んだ知識や他施設実習での訪問経験の内容も活かされていた。

　このたび、受講生の課題レポートに対する細田氏の評価は高く、書籍化へ向けての指導と助言を得ながら実現できたことにほっとしている。事例一つひとつが看護管理者教育の教材として役に立つことを願っている。

　専門性が異なる職種が連携してこそ、多様な対象のニーズに応えることができると細田氏は述べている。一人ひとりの意見を尊重し、幸せの実現に向けて行動できる看護管理者であってほしいと私は思う。

◆ 引用文献

1）公益社団法人日本看護協会 認定看護管理者規程〈https://www.nurse.or.jp/nursing/wp-content/uploads/2020/10/CNA_kitei_20201020_2.pdf〉
2）チーム医療推進方策検討ワーキンググループ（チーム医療推進会議）：チーム医療推進のための基本的な考え方と実践的な事例集. 平成 23 年 6 月.〈https://www.mhlw.go.jp/stf/shingi/2r9852000001ehf7-att/2r9852000001ehgo.pdf〉
3）中島美津子：管理職のための組織管理（看護感理）バイブル，日総研出版；2019. p.384-386.
4）細田満和子：「チーム医療」とは何か　患者・利用者本位のアプローチに向けて　第 2 版. 日本看護協会出版会；2021.

◆ 参考文献

・井部俊子監修，増野園惠編集：看護管理学習テキスト　第 3 版　第 1 巻ヘルスケアシステム論　2022 年版. 日本看護協会出版会；2022.

Part 3

「チーム医療」とは何か
：4つの要素

「チーム医療」とは何か
―― 4つの要素とそれらの関係性

細田満和子

1. 「チーム医療」の4つの要素

　病院や診療所などで医療従事者の方々にインタビューをし、総合病院で参与観察をさせていただいた結果、チーム医療は4つの要素に分けられることがわかりました。それらは専門性志向、患者志向、職種構成志向、協働志向です（図）。

専門性志向：それぞれの職種の持つ専門性が重要なのだということを表そうとしている。ここで「チーム医療」とは、医療や看護が高度化し専門分化する中で、それぞれ医療専門職が高度で専門的な知識と技術を持ち、自らの分野の専門性を発揮しながら、他の職種と業務を行ってゆく、ということ。

患　者　志　向：医療では医療専門職ではなく患者が中心になるべきという

専門性志向	職種構成志向
それぞれの職種の持つ専門性が、重要な意味を持つことを表そうとしている	チームのメンバーとして、複数の職種が存在していることを表そうとすること

患者志向	協働志向
医療では医療従事者ではなく患者が中心になることを表そうとしている	単に複数の職種が専門的な仕事を分担するだけではなく、互いに協力してゆくという意味を表そうとすること。協業。協働

多職種連携のヒントにもなる

図　「チーム医療」の4つの要素

ことを表そうとしている。ここで「チーム医療」とは、医療専門職の都合よりも患者の問題解決を最優先に考えて医療を行うことであり、また医療上の意思決定では患者の意見が尊重されることをすべての医療専門職が共通了解として持つ、ということ。

職種構成志向：チームのメンバーとして、複数の職種が存在していることを表そうとすることである。ここで「チーム医療」とは、チームの一員として必要な職種の人々がそろっていて、彼らが公式に病院に雇用されている、ということ。

協 働 志 向：単に複数の職種が専門的な仕事を分担するだけではなく、互いに協力してゆくという意味を表そうとしている。協業という言葉で表されることもある。ここで「チーム医療」とは、複数の職種が対等な立場で、互いに尊敬し合い、協力して業務を行う、ということ。

　この4つの要素は、それぞれが互いを補い合ってチーム医療がうまくいくこともあるのですが、互いに対立する緊張関係にあってチーム医療が難しくなることもあります。専門性志向、患者志向、職種構成志向、協働志向といったすべての要素が最大値を取っているところに、医療専門職の考えるチーム医療の理想型があるようです。そして、そこに向かうベクトル上のどこかの地点に、それぞれの医療専門職にとっての現実のチーム医療があるのでしょう。

2. 「チーム医療」の困難

　「専門性志向」「患者志向」「職種構成志向」「協働志向」、こうした4つの要素が相対立してしまう場合があります。詳しく見てみましょう。

1｜4つの要素の緊張関係

　「チーム医療」の認識と実践を構成する4つの要素を見てみると、「専門性志向」と「患者志向」、「職種構成志向」と「協働志向」が、互いに相容れない緊張関係にあることに気づきます。まずここでは「専門性志向」と「患者志向」との間の緊張関係を指摘し、その緊張関係が「チーム医療」の困難さを形づくる要因にもなっていることを見ていきます。

① 「専門性志向」の優位

　まず、「患者志向」よりも「専門性志向」が優位になってしまって、患者が弊害を感じているケースを見ていきましょう。以下はあるアメリカの医学部教授が、自分の母親が大学病院に入院し、臨終を迎えようとしていた時の治療の様子を、患者の家族として書いたものです。少し長くなりますが引用します。

　「そこで起きたことは悪夢だった。人格を奪われた入院生活、科学的に作業を細分化したチーム・アプローチに基づく機械的管理……。時間ごとに、勤務帯ごとに、日ごとに、ナースコールで援助を求めるたびに、違う顔の看護婦（ママ）が母の病室へ出入りしていた……。看護婦（ママ）は病んだ人間を援助するというよりも、『病棟の業務を漏れなくカバーする』チームの一員として訓練されていた……。血液検査と尿検査が継続して行われ、輸液され、酸素吸入が行われ、抗生物質が投与された。こうして数日が過ぎたが、それが数年にも思われた。（中略）便潜血が見つかったという記述があった。この所見を考慮して、カルテにＳ字状結腸検査（ママ）と直腸検査が必要だと書いた医師がいた。意識がなくなる前に品位のある安らかな死を望んでいた80歳の女性に、そういう条件反射的な行為はいかがなものかと、私はそれを書いた医師にそれとなく伝えた」[1]

　このケースは、看護師も医師も自らの専門的な知識や技術を発揮した「チーム医療」を行っているものの、そのことが、患者あるいは患者家族の視点から見たら、「悪夢」となるほど悲惨なものとして映ってしまうということを示しています。

　24時間患者を見守ることを専門性とする看護師が、交代制という勤務体制を取ることは、一人の看護師が24時間勤務することが不可能である以上、当然のことでしょう。また、「病棟の業務を漏れなくカバーする」ことも、看護師の専門性の一つと考えられています。採血や投薬や処置をすることも、患者の症状を把握したり、患者を安寧な状態に保ったりすることを目的とした、看護の専門性を活かした行為です。医師のほうも、便潜血が見つかったのでカルテに検査が必要と書くことは、医師に課された専門性を全うすることになるという考えがあったからでしょう。異常な所見があれば、それを放置しておくよりもその対処法を探究することが誠実な態度と考えられています。

　ところが、そうした医療従事者の専門性に立脚する態度が、患者や患者

家族から見ると、「病んだ人間を援助する」こととかけ離れてしまうと感じられることがあるのです。おそらくこのことは、医療従事者にとっては心外なことでしょう。しかし、いくら医療従事者が専門性を高めて、それを活かした実践を行ったとしても、患者がそれを高く評価できるとは限らないのです。

　患者中心という共通目標を持たないまま、それぞれの職種が自己の専門性を発揮しようとする「チーム医療」であった時、例えば上記のケースの患者は、24時間体制の看護が受けられ、便潜血の原因もわかり、治療され、延命されたかもしれません。しかし、患者が望んでいたような「品位ある安らかな死」を迎えられたかというと、否定的にならざるを得ません。「専門性志向」の「チーム医療」が「患者志向」を阻害するという、皮肉な結果が生じてしまうのです。

② 「患者志向」の優位
　次に、「専門性志向」よりも「患者志向」が優位になった場合に、弊害が生じたケースを見ていきましょう。ある作業療法士はこのように言っています。

　「協業して患者の苦悩を受けとめるべきチームが、患者によって分断・破壊されていく。このようなチームは、実は多いのではないだろうか」[2]

　この作業療法士が体験したチームの分断・破壊は、あるリハビリテーション病院で、突然の退職により理学療法士が9人から5人へ減ったことが引き金となっていました。その病院では理学療法士が足りなくなって、患者に対して十分な歩行訓練ができなくなっていました。作業療法士が、歩行訓練を肩代わりして行ったりもしていましたが、理学療法士からすれば、それは自分たちの専門性を侵されることと映っていました。やがて、きちんとした訓練が受けられていないといった、理学療法士に対する患者の不満がたまって、作業療法士がその不満のはけ口とされていきました。

　理学療法士からは専門性を逸脱していると思われ、かつ患者からは理学療法士批判を聞かされ、作業療法士は理学療法士に対して「怒り」を抱くようになりました。そして、作業療法士と理学療法士のチームは分断・破壊されていきました。この作業療法士は無力感にも襲われるようになり、この分断・破壊されたチームの状態は数年間続いたといいます。

　作業療法士が自己分析したところによると、このような状況に至った原

因は、患者の声だけに忠実であり、理学療法士の声に耳を傾けることなく、自らの専門性に対する自信も失っていったからであるといいます。だから、チームを組んで患者の訓練に当たるべき理学療法士と「協業」することができなくなってしまったのです。

　「患者志向」の「チーム医療」では、患者の声を聞くことが重要とされますが、患者の声だけを聞いて、理学療法士や看護師や医師といった他職種の声を無視することで、チームの分裂が招かれ、結果的に患者の病状が悪化することもあります[3]。そこでは自身の専門性はもとより、他の医療従事者の専門性を軽視することにもなりかねません。また、ある一人の患者の声だけに固執すると、他の患者の声を聞くことがおろそかになることもあります[3]。

　患者のためという目標があったとしても、医療上の専門性の追求がなされない場合には、その患者と医療従事者との関係性はよくなることもありますが、医療従事者として最も専門性が要求される面では問題が残ることになってしまいます。

③「専門性志向」と「患者志向」との相克による「チーム医療」の困難
　専門性を追求することは、医学や看護学などを専門的に修得し、その知識や技術を活かして医療を行うことですが、そこには自分の専門的技術を活かしたい、あるいは専門的な仕事だけをしたい、という要求も滑り込んでいることもあるでしょう。また専門的な仕事だけをすればよいという考え方にも傾斜しがちです。こうした専門家としての態度だけが強調されれば、医療内容が本当に患者の利益になっているかどうかを吟味する視点は抜け落ちやすくなってしまいます。

　逆に、患者中心ということだけが追求されるならば、専門性が追求されにくくなることもあります。患者中心という志向性は、患者の気持ちを汲み取ったり患者の主張を優先した医療を目指したりすることです。しかし、ただ患者の要求を代弁するだけのものにとどまるのであれば、患者の医療上のニーズへの配慮不足につながったり、場合によっては各職種の専門性を否定するものになったりすることもあります。

　このように、「専門性志向」と「患者志向」は、互いに相容れない緊張関係を持つことがあります。「専門性志向」の「チーム医療」が、「患者志向」になるとは限らず、また「患者志向」の「チーム医療」が、「専門性志向」になるとは限りません。このような仕組みが、医療従事者が「チーム医療」を困難なものと感じる一因になっていると考えられます。

2 | 「職種構成志向」と「協働志向」との緊張関係

　「職種構成志向」は、「チーム医療」という言葉を、ある職種が病院におけるポストを有し相応の処遇が整備されていること、場合によってはその職種が正式に雇用されているという意味で使用するものです。「協働志向」は、「チーム医療」という言葉を、複数の職種が対等に一緒に仕事をしているという意味で使用するものです。

　「職種構成志向」と「協働志向」は、ともに「チーム医療」を構成する要素ですが、文書資料やヒアリングによる調査から、同時に緊張関係にもあることがわかってきました。すなわち、たとえ病院で正式に雇用されていたとしても、対等な関係にあるという認識に基づいた医療行為が遂行されないことがあり、また逆に、当事者は対等に一緒に仕事をしているという認識を得ていたとしても、それに見合ったポストが病院の体制として確保されていなかったり、給与や診療報酬が保証されていなかったりする場合もあります。以下、具体的に見ていきます。

① 職種はそろっているが協働ではない場合

　今日、さまざまな職種——看護師、医師、薬剤師、社会福祉士（ソーシャルワーカー）、栄養士、理学療法士、作業療法士、言語聴覚士などがチーム医療の一員として医療現場で働くようになっています。ある薬剤師は、近年、薬剤師は「チーム医療」に関心を持ち、意識が変わってきたと言います。

> 「薬局の中で、調剤、製剤や薬品管理を行っていれば良しとする考えから、チーム医療の一員として臨床業務の一翼を担うことの必要性を認識するようになった」[4]

　その背景には、1988年に入院調剤技術基本料が診療報酬に新設されたことや、1994年にそれが薬剤管理料に改称され高い点数がつくようになったことなどがありますが、薬剤師のそうした認識の変化を受けて、病院によっては病棟薬剤師というポストを設置するところも出てきています。

　他の職種も同様に、医療上の必要性が認められ、あるいは診療報酬の新設や改定を受け、病院に雇用されることになって、ポストが確保されるようになってきています。例えば社会福祉士、管理栄養士、理学療法士、作業療法士、言語聴覚士は、そうした流れを受けて比較的新しく病院に雇用

されるようになってきた職種です。社会福祉士には医療相談室、管理栄養士には栄養指導室、理学療法士や作業療法士には訓練室、言語聴覚士には言語訓練室といったスペースが病院内に用意されるようになっています。

　しかし、病院に正式に雇用され、ポストも与えられているにもかかわらず、そうした職種がその他の医療従事者と対等の立場で業務に参加できるような体制に至っていなかったり、従来の医療従事者からチームのメンバーとして認められていなかったり、極端な場合はその存在さえ知られていないこともあるといいます。

　ある病棟薬剤師は、入院患者ごとに薬の説明書や服薬歴を作ったりしていますが、看護師との協働は「なかなか大変です」と言います。この大変さの背景として、薬の説明による診療報酬の点数は看護師がしてもつかないけれど薬剤師がするとつくことや、薬剤師が説明したとしても患者は看護師に説明を求めることなどで、病棟薬剤師の存在に対して看護師が釈然としない思いを抱いていることが指摘されました。同じ業務を、一方がすれば評価され、他方がすれば評価されないならば、両者の関係はうまくいかないでしょう。

　ただこうした病棟薬剤師の場合、病棟にいるのでその存在は比較的認知されやすいのですが、社会事業部や言語訓練室などの病棟から離れた場所にいる社会福祉士や言語聴覚士といった職種は、医師や看護師など従来の医療従事者からの認知度が低いところもあり、どんな業務をしているのかということはもちろん、そういった職種が病院に雇用されていることさえ知られていないこともあるといいます。

　ある社会福祉士は、病棟からなかなかオーダーが来ないと嘆いていました。また、ある言語聴覚士は、出勤して言語聴覚室に入ると、患者には会うけれど他の病院スタッフにはほとんど会わないこともあると言っていました。また別の言語聴覚士も、医師や看護師とはあいさつはしますが、自分がどんな職種で何をしているのか知られていないと感じると言っていました。

　彼らによると、医師や看護師以外の医療従事者の病院内における立場は不安定で、病院組織の中に十分組み込まれていないような気がするといいます。彼らは、医師や看護師から十分に認知されていないことを嘆いているだけではありません。自分たちの存在や役割を知ってもらおうと、病棟のカンファレンスに出席したり、多職種で集まりをもったりしています。しかしそれでも、彼らの意識としては、同じ病院にいるけれども「協働」とはほど遠く、「チーム医療」にはなっていないと感じていることもある

のです。

② 協働しているが相応の処遇がなされない場合

　一方、他職種と協力して業務を行い、協働が実現されていると自他ともに認めているにもかかわらず、正式なポストが保証されていない不満を感じているという場合もあります。協働が成り立っている場合でも、それが病院から雇用されている自分の職種の範囲を超えたボランティア的なことと考えている医療従事者も少なくありません。

　例えば、NST（Nutrition Support Team；栄養サポートチーム）は、医師、看護師、薬剤師、臨床検査技師、管理栄養士がそれぞれの役割を発揮できるようにチームを組み、医療を行うものです。2010年からNSTの活動は診療報酬の加算がつくようになりましたが、ある程度「自己犠牲」で成り立っているという側面もあるといいます。

　また、「チーム医療」では、各職種間の役割を超えて協力する必要があり、「チーム医療」のためには、「とかくセクション間でなすり合いがちな雑用も進んで引き受け」なくてはならないといいます。ある病院の診療放射線技師は、カテーテル検査室で行われる心臓カテーテル検査やインターベンションに、チームの一員として参加しています。しかし彼は、心臓カテーテル検査室の専属スタッフという訳ではないため、自分の持ち場を離れたところで余分に労力を使って協力しているという認識を持っており、「業務上の不公平」が生じていると感じているといいます[5]。

　これらは「チーム医療」の協働という錦の御旗の下で、相応の待遇を受けないまま搾取されていると感じている人がいることを示しています。現在の医療体制では「チーム医療」の必要性は訴えられても、「チーム医療」のために注ぐ労力に見合うだけの評価が用意されていないことも多いようです。他職種と協働することによって診療報酬で点数が取れることがあまりなく、診療部や看護部やコメディカル部が分離している縦割りの病院組織では、いくら他職種から評価を得ても、自身の部署での昇進とは一般に関係ないといいます。場合によっては、「チーム医療」で他職種とばかり協働しているといって、同一職種の中で「浮いた存在」になってしまうことさえあるようです。

③ 「職種構成志向」と「協働志向」との相克による「チーム医療」の困難

　以上のことから、「職種構成志向」と「協働志向」という「チーム医療」の要素は相反するもので、同時に成り立たせようとすると困難が生じてく

る仕組みにあること、当事者たちはそうした中で不満や憤りを感じていることが明らかになりました。病院に雇用されていて、ポストが与えられていたとしても他職種と協働関係が形成されないこともあるし、他職種と協働していたとしても、病院で相応の地位が認められていなかったり、自分の業務範囲を超えてボランティア的に行っていると認識されたりすることもあります。こうした時、当事者たちは、自分たちのしていることは「チーム医療」ではない、あるいは「チーム医療」というのは自己犠牲的なものだと思い、「チーム医療」を困難なものと感じてしまいます。

3. 4つの要素の相補性

　　ここでは、4つの要素が相補的な関係にもなり得ることを示しつつ、改めて、現場で医療に従事する当事者たちが認識し、実践している「チーム医療」とはどんなものであるのか考察してみましょう。

1 | 「専門性志向」と「患者志向」の相補性

　まず、「専門性志向」と「患者志向」に関して考えてみましょう。「患者志向」は、患者が必要とすることを把握して、患者にとって望ましい医療を目指すものですが、そのために自己の専門性に磨きをかけることが重要であることは、医療従事者の共通了解になっています。ただ、その際、自己の専門性だけを主張するのでは、患者にとって最適な医療につながりません。患者の必要に応じて、その部分を充足できる職種は何かを考えること、すなわち他職種の専門性を考慮できることが重要になってきます。これは、しばしば「コーディネーターの役割」と呼ばれていて、それ自体が一つの専門性と考えられることもあります。

　多くの場合、看護師は「コーディネーターの役割」を「看護の専門性」と考えています。ただ、この"他職種の専門性を考慮できる"という専門性は、看護師だけが独自に持つものではなく、医師、社会福祉士、理学療法士、作業療法士、その他ほとんどの職種の人々が、これに専門性を認める記述や言明を残しています。ある作業療法士は、リハビリテーションチームの条件を「自立している」ことと捉え、「自立」についてこう書いています。

　「自立とは何でも自分の守備範囲に取り込むことではなく、対象者に何が必要かを全体的枠組みの中で捉え、作業療法で援助可能なことは大いに

やり、不十分なところについては、人的にはどの職種に呼びかけて関わりを持ったらよいか、常に把握しており、それを実行に移せる力量なのではないかと思う」[6]

　ここでの「自立」は、前後の文脈から、専門性を持つということと近い意味で用いられていると考えられます。このように「専門性志向」が、他の職種の専門性を鑑みて、患者のために組み合わせてゆくことを可能にするものなら、「患者志向」と「専門性志向」は、相互排他的なものではなく相補的な関係として捉え直すことができます。

2 | 「職種構成志向」と「協働志向」の相補性

　次に「職種構成志向」と「協働志向」に関して考えてみましょう。「職種構成志向」は、職種として病院などの組織の中に公式に位置づけられることや、チームのメンバーとして承認されることを目指すものですが、それは複数の職種による協働という行為を支える基盤にもなります。

　例えばある病院に、脳梗塞を発症し、右片麻痺と失語症になった患者が入院してきた場合を想定してみましょう。この患者は、言語に障害を持つので、医療従事者だけでなく家族ともコミュニケーションが困難になっていて、食事の際も嚥下がなかなかスムーズに行えません。こうした患者に対しては、通常、医師、看護師、理学療法士、言語治療士、管理栄養士などが、互いの専門性に基づいて患者にアプローチをして協働することが必要だと言われています。しかし、すべての職種がこういった患者が入院する病院に雇用されているとは限りません。

　患者の抱える問題に適した対処を協働して行うことが可能になるためには、必要な職種が病院に雇用されている体制が不可欠です。さらに、他職種との協働が安定的に可能になるためには、医療従事者たちがそれを善意のボランティアで行っていると考える状態に放置していては不十分で、他職種と協働することが、日常業務として、病院組織や既存の医療従事者集団の中に位置づけられることも必要になってきます。

　また、すでに病院に雇用されている職種であっても、他の職種との協働がうまく行えないとしたら、その職種本来の力を発揮できず、存在意義が問われ、場合によっては職を奪われたりする可能性もあります。ある職種が他職種と協働できない場合には、その職種が組織に位置づけられることが本当に必要かどうか問われることになってしまいます。また、逆に言えば、その職種が患者に適切な医療を行う際必要であると他職種から承認

が得られるならば、その職種が組織に位置づけられることが求められるようになります。

このような観点を取ると、「職種構成志向」と「協働志向」とは、双方が相補う関係になっていると捉えることができます。

4. 現実の「チーム医療」とは

「チーム医療」に関するさまざまな論文を読んだり、ヒアリングなどで医療従事者の方々の声を聞いたりしていると、「チーム医療」とはそれを語る人の数だけ、いろいろな形があるのではないかという感覚を得るようになってきました。万人が共通了解できる「チーム医療」というものを同定することの困難さを痛感しました。

それでも、多少強引でしたが、現場の医療従事者の声を基に、「チーム医療」を4つの要素から整理し、それぞれの要素間の関係性を見てきました。4つの要素は相対立するものであったり、相補的なものであったりしますが、そうした諸要素が「チーム医療」といわれる認識と実践を形づくっているのでしょう。

4つの要素のうち、いくつかの要素が併存したり、すべての要素が充足したりすることも可能性としてはあります。すべての要素が最大値を取る地点は、いわば「チーム医療」の理想型といってもよいものでしょう。その地点にすでに到達しているケースもあるでしょうが、多くの場合、4つの要素のうちのいずれかが欠如していたり、それぞれの達成度が低かったりしているのではないでしょうか。

だから現実には、その理想型に向かうまでの空間に、各々の医療従事者たちが位置する現実の「チーム医療」という地点があるのだと思います。医療従事者たちは、この現実の地点から、「チーム医療」についてさまざまな思いを語っているのです。

このように、「チーム医療」が、それを語る諸個人によって多様性を持って現れてくることは、現場で「チーム医療」が困難な理由の一端になっています。考え方の違う個人が集まって、互いに自分の「チーム医療」を主張していたのでは、「チーム医療」はますます困難に陥るばかりで、医療従事者のジレンマや不満も募ってゆきます。

ただし、困難を嘆きながらも、医療従事者たちは「チーム医療」に多かれ少なかれ、一定の期待を抱いて、実践を続けています。この現場での「チーム医療」の実践を、本書では15人のレポートから見ていきたいと思います。

◆ 引用文献

1）Netsky. Martin（医師）：Dying in a system of "Good Care"：Case Report and Analysis. Pharos. 1976. p.57-61.（In:Toombs.Kay.：The Meaning of illness. Kluwer Academic Publishers. 1992.（永見勇訳：病いの意味　看護と患者理解のための現象学．日本看護協会出版会；2001．p.215-216）

2）澤俊二（作業療法士）：身体障害分野におけるチームワーク―望ましいチームとは何か．作業療法ジャーナル．1993；27（4）：247-250.

3）高橋秀典（作業療法士）：チームアプローチの中で作業療法士が陥りやすいパターンについて．作業療法．1997；16（Suppl）：333.

4）斎藤文昭（薬剤師）：チーム医療の実践．新薬と治療．1995；45（8）：12-13.

5）小早川香樹（看護師），他：急性期インターベンション治療に於けるチーム医療の重要性．Japanese Journal of Interventional Cardiology．1997；12（Suppl1）：174.

6）中口恵子（看護師）：摂食・嚥下障害患者へのチームアプローチ　食事栄養管理と嚥下食の工夫・改善．看護技術．1998；44（1）：60-66.

Part 4

「チーム医療」の困難とマネジメント：15 の実践事例

入退院を繰り返す患者への
多職種連携による退院支援
——患者・家族の「真のニーズ」をめぐって

　近年、医療の専門分化と高度化に伴い、チーム医療や多職種連携の重要性はますます高まっている。医療費のひっ迫や人口減少による人材不足への対応など、医療は新たな局面を迎えている。その中で、多職種連携は医療者が正しく理解し、獲得しなければならない能力であると考える。今回、困難事例について「チーム医療」の4つの要素から分析を行う。

1. 事例

　60歳代男性A氏は舌がんに対し舌亜全摘出し、腹直筋皮弁形成を行った患者である。手術により嚥下機能は廃絶し経口摂取が困難であり、経鼻経腸栄養が必要となった。また、口腔分泌物でも誤嚥しやすいことや喀痰の喀出が困難なため、気管吸引も必要な状態であった。本人、家族共に自宅退院を希望しており、療養中に言語聴覚士や管理栄養士と協働し、患者に必要な気管吸引方法や物品の手配、経腸栄養剤の選択、口腔ケア方法について家族を含めて指導した。経腸栄養や口腔ケアの支援を目的に、医療ソーシャルワーカー（以下、MSW）を介して訪問看護を調整し自宅退院となった。

　ここまでの経過では、「患者志向」を中心に「職種構成志向」「協働志向」が機能し、医師の医学的見地や退院後に必要な医療処置の指導など「専門性志向」をもって退院支援できた成功事例として確認できる。しかし、A氏はこの後、短期間で2回誤嚥性肺炎を起こし救急搬送され、入院を余儀なくされたのである。

　1度目の再入院では、抗菌薬の投与により5日間での退院となった。家族に退院後の状況を聞くと「無理せず頑張っています」と前向きな反応であった。

　2度目の再入院の場面である。患者の衣服は乱れ、口腔内の汚染が顕著

であり、家族の表情も暗く疲弊した様相であった。そのため、私は改めて家族と対話した。それにより判明したのは、医療保険で受ける訪問看護は経済的な負担となり中止したことや、口腔内の保清や経腸栄養は、患者は全く行わず妻一人で担っており、介護力不足を感じて疲弊していた。

2. 「チーム医療」の4つの要素からの考察

　このことから、初回入院時に行った退院支援が、患者と家族の真のニーズに対応したものではないことが明らかになった。原因は医療従事者の協働により、かえって患者と家族を一面的にしか見られない弊害が生じたこと、患者家族の主張を優先するあまり、経済的な側面に対する配慮が欠如していたことである。その結果、「患者志向」と「協働志向」が緊張関係にあった。それを相補的関係に変化させるには、コミュニケーション的合理性[注1]を追求し、各医療者が合同カンファレンスによりうまくコミュニケーションをとる場を定期的に設ける必要があったと考察する。

　次に、退院後の療養環境について検討する場面である。医師は入退院を繰り返す状況や、患者の身体面へのリスクを考慮し転院を勧める意向があった。患者は転院については拒否し、自宅で療養することを強く希望した。家族も経済的な理由を含めて、転院ではなく自宅での介護を継続する意向を明確に示した。

　そこで、MSWや退院調整看護師が協働し、転院した場合の費用を示した。また、自宅で介護負担を低減するために40歳代の息子に協力を依頼し了承を得た。患者自身がケアに参加すること、妻と息子の技術習得を前提とし自宅退院を目指すことを医師へ相談した。

　一方、医師は「専門性志向」に基づく判断から転院が最善の選択だと考えていた。そのため、各医療職が参加する合同カンファレンスを実施し、患者に合わせて作成したパンフレットをもとに家族への指導を行うこと、家族がスマートフォンで看護師の手技を動画撮影し自宅でも確認できるようにすることを提示し、自宅退院が許可された。この場面では、「専門性志向」と「協働志向」が緊張関係にあったと考える。カンファレンスをとおして各職種の理想的な発話状況を設けることによって、緊張関係を相補的関係に発展させることができたと考える。

　今回、チーム医療による効果を最大限に発揮するためには、各専門職への敬意と対話が重要であることを学んだ。その後、患者は自宅退院し、家族の支援を受けながら定期的に外来に通院して望んだ環境で生活すること

がができている。

◆ 注
1）コミュニケーション的合理性：相互理解を目指して、お互いの発言の意味を共有し、効果
　　的なコミュニケーションをとるための能力

◆ 参考文献
1）細田満和子：「チーム医療」とは何か　第2版　患者・利用者本位のアプローチに向けて
　　第2章　「チーム医療」の4つの要素．日本看護協会出版会；2021．p.72-77.
2）前掲書1）．p.102-133.
3）前掲書1）．p.136-164.
4）前掲書1）．p.180-198.
5）古川久敬：協働と連携を生む　グループマネジメント入門　リーダーとしての基軸づくり．
　　第2章　自分の基軸をつくる．日本看護協会出版会；2016．p.48-76.

マネジメントの視点から

　60代の若さで食べる機能ばかりか顔貌のセルフイメージまでも失い、大きなショックを受けておられたことと思います。受容には時間も要したと思いますが、自宅退院したいという患者・家族の意向に沿って多職種が専門性を発揮し、退院が実現できたことは、まさに「患者志向」「専門性志向」「職種構成志向」「協働志向」がバランスよく機能し、理想的なチーム医療が実践できた結果だと思います。その後、誤嚥性肺炎による救急入院はあったものの、その時々の適切な声掛けや患者・家族の変化への気づきはとても素晴らしいです。おそらく、1度目の再入院でも「おやっ」という違和感を持たれていたのではないでしょうか？

　妻の気丈な反応もあってそれ以上踏み込めなかった点も無理からぬことだと思います。ただ、この時点で訪問看護からの情報提供がなかったことが残念でした。経済的な側面は、患者・家族にとってもあまり触れられたくないところなので、配慮するにも困難がつきものです。いずれにせよ、状況変化に柔軟に対応しながら、最後まであきらめずに「患者志向」を重んじ、また、医師が納得できるよう「協働志向」にチャレンジし続けた点がとても素晴らしく、だからこそ、さらに良い患者アウトカムへと結び付いたのだと確信します。

（秋山智弥）

認知症のある外来維持透析患者への
チーム医療を振り返る

　近年、医療の質や安全性の向上、高齢化という社会状況や住み慣れた地域で暮らしたいという患者のニーズに的確に対応するため、さまざまな医療現場や地域で「チーム医療」が実践されている。チーム医療とは「医療に従事する多種多様な医療スタッフが、各々の高い専門性を前提に、目的と情報を共有し、業務を分担しつつも互いに連携・補完し合い、患者の状況に的確に対応した医療を提供すること」[1]とされている。しかし、実際の現場ではチーム医療がうまくいかないケースも多い。

　今回、外来維持透析患者で認知症を発症し、患者・家族の希望とは異なる療養先へ転院となった事例を振り返り、「チーム医療」の4つの要素を用いて分析・考察する。

1. 事例

　Aさん、80代男性、独居、慢性腎不全で外来維持透析を行っている。認知症による記憶障害・見当識障害、透析中は暴言・暴力などの周辺症状（BPSD）が出現していた。日常生活動作（ADL）は室内伝い歩きで食事・保清は介助が必要であり、近くに住む長男が1日2回訪問することになっていたが、仕事が忙しく訪問できない時もあった。長男には、ケアマネジャーと相談し、自宅環境を整えるよう提案したが調整は進まなかった。徐々に更衣や排泄行動、食事・水分管理もできなくなり、看護師の判断で当院の医療ソーシャルワーカー（MSW）に介入を依頼し、最終的には入院施設のある透析病院へ転院となった。

2. 「チーム医療」の4つの要素からの考察

　この事例を「チーム医療」の4つの要素に分類し分析した。「専門性志向」

について、看護師と MSW は「今の患者の状態と介護状況では、自宅で生活し当院に通院するのは難しい」と考え、ケアマネジャーは「本人・家族が希望しているのであれば、そのままの生活を継続するしかない」と考えており、専門職種間での意見の相違があった。これは、それぞれが見る A さんの姿に違いがあり、お互いの見ている姿をとらえることができていなかった可能性がある。「患者志向」として、A さんは「最期まで自宅で暮らし当院の外来維持透析に通いたい」という強い希望があったが、最終的には医療者の「専門性志向」を優先した結果となった。

「協働志向」について、看護師・MSW は協働できていたが、医師は療養先について無関心であった。ケアマネジャーとは直接連絡を取ることも少なく、十分な連携が取れていなかった。これは、私たちに「在宅での療養生活の調整はケアマネジャーの役割である」という思いがあり、「協働志向」を目指したがために、「専門性志向」がおろそかになってしまったと解釈する。「職種構成志向」では、医師・看護師・MSW・ケアマネジャーで構成されており、認知症ケアチームの介入はなかった。これは、当院の認知症ケアチームが、入院患者のケアを行うチームとして活動している現状と、外来患者である A さんには介入してもらえないであろうという思い込みがあったのではないかと分析する。

次に考察である。今回の事例では、病院と地域の連携が取れておらず、各々がやるべき支援が遅れたことが、患者・家族が望む療養先以外での生活を余儀なくされた要因だと考える。在宅と病院とではチーム医療の構成に多少の違いはあるが、重要なことは患者・家族の意向・意思決定を大事にしながら、専門職同士がお互いの専門的知識を持ち寄り、議論を重ねることだと考える。今回の事例でも、チームカンファレンスを行うなど、患者・家族の意向を共通認識とし、それを叶えるためには今、何をするべきかという視点で互いの専門性を尊重しながら協働していく必要があった。また、療養先が在宅であるということにとらわれ、認知症ケアチームの介入や認知症専門医の診察を行わなかった。もし早期に診断・薬剤投与などの治療がされていれば、在宅での療養生活を継続できたかもしれないと感じている。

今回の事例をとおして改めてチーム医療の重要性や困難さを実感した。この学びを活かし、チームの一員として高い専門性を持ち、目的と情報を共有し互いに連携・補完し合う関係をつくることで、患者にとって最善の医療を提供していきたい。

◆ 引用・参考文献

1）厚生労働省：チーム医療の推進について（チーム医療の推進に関する検討会報告書）．平成22年3月19日．p.2-5.〈https://www.mhlw.go.jp/shingi/2010/03/dl/s0319-9a.pdf〉
2）細田満和子：「チーム医療」とは何か　第2版　患者・利用者本位のアプローチに向けて．日本看護協会出版会；2021.

マネジメントの視点から

　高齢、独居で外来維持透析を続けている患者に対し、認知症が進行するなか、自宅での療養環境の調整がうまくいかず、結果的に入院という選択肢をとらざるを得なかった事例だと思います。「最期まで自宅で暮らし外来維持透析に通いたい」という強い希望に対し、「最終的には医療者の『専門性志向』を優先した結果となった」と振り返られていますが、無関心な医師や専門性志向が乏しいと感じられるケアマネジャー、そして長男をうまくチームに取り込み、「協働性志向」を高めるための一時的な通過点ではなかったでしょうか？

　だとすれば、おろそかになっていたのは「専門性志向」ではなく、「協働志向」だったと考えられます。転院を一時的なレスパイトと考え、この間に、認知症ケアチームや家族をも巻き込んだ多職種チームを再構築し、この方の人生のゴール、ACP（アドバンス・ケア・プランニング）について話し合うことが大切です。医療機関を超えた協働をどのように実現するか、その鍵を握るのが外来看護です。今回の事例が次の事例のための仕組みづくりとなりますように。

（秋山智弥）

終末期がん患者の在宅療養移行に向けたチーム医療

　厚生労働省が提示した「第2期がん対策推進基本計画」（2012）では、がん患者が住み慣れた家庭や地域での療養や生活を選択できるよう、緩和ケアを含めた在宅医療・介護を提供していくための体制の充実を図る必要がある[1] としている。さらに「第3期がん対策推進基本計画」（2018）には「チーム医療の推進」の項が追加され、がん医療における専門的な立場から議論がなされた上で、在宅での療養支援も含めて患者が必要とする連携体制がとられるよう環境を整備すると明示されている[2]。

　膵臓がん末期の患者で在宅療養移行に向けたチーム医療において、連携の困難さを感じたケースを経験した。「チーム医療」の4つの要素に基づき検討し、困難であった要因を分析する。

1. 事例

　84歳女性、膵臓がんと診断され閉塞性黄疸を併発し、2022年6月に入院した。診断時から「がんに対する治療はしない」という本人の希望があり、家族も本人の意思を尊重し、閉塞性黄疸の治療のみ行い退院した。退院後は独居のため訪問看護と在宅診療を受けながら生活していた。同年10月胆管炎を併発して緊急入院し、胆管にステントを挿入し、併せて抗生剤治療を行った。

　入院前の活動は自立していたが、繰り返される発熱や疼痛のため入院はひと月を越え、生活全般で介助が必要な状態となった。半年前に夫を自宅で看取った経験から「自分も家で死にたい」という希望があり、県内在住の娘は本人の意思を尊重し自宅で看取る意向であった。しかし、急激な状態の悪化から「家族に迷惑をかけたくない。施設に入りたい」「娘は週に2回、訪問看護の人も来てくれるけど自宅は不安」と在宅療養移行への不安を訴えたり、時には「家に帰れば動けるようになるんじゃないかな

……」と話したり、患者の揺らぐ思いに、チーム間で支援方針が統一されず、チーム医療が円滑に進まなかった。

2.「チーム医療」の4つの要素からの考察

この事例を、「チーム医療」の4つの要素から検討する。

①専門性志向

主　治　医：トイレに行くことができないと自宅は難しいのではないか。

看　護　師：「生活全般に介助が必要であり、独居では在宅は難しい」と考える看護師と、「在宅療養移行のために少しでも活動を増やした方がいい」と考える看護師との間で考えが一致していない。

理学療法士：ポータブルトイレへの移動を目標にリハビリしているが、終末期の状態であり無理して活動を広げる必要があるのか。

②患者志向

患　　者：自宅で過ごしたいが独居であることでの不安、家族に迷惑をかけたくない。

家　　族：娘は義母の世話もあるが、できる限り自宅で介護したい。息子は東京在住だが、在宅勤務が可能なため、自宅で介護することが可能。

③職種構成志向

医師、看護師、理学療法士

④協働志向

目指す目標が不明瞭で、チームとしての協働ができていない。

各要素の相克関係をみると、「患者志向」より「専門性志向」が優位となっており、そこにチーム医療を困難にさせた要因があると考えられる。ある看護師は「揺らぐ思いを訴える患者に独居という環境では、在宅は難しい」と考え、別の看護師は「家族の介護負担を減らすためにも、活動を増やした方がよい」と考え、それぞれの看護師が看護の専門性から考えていた。しかし、家族は患者本人との電話の様子から動けない状況は想像しており、動けない状態でも家で看る意志に迷いはなかった。家族とのコミュニケーション不足から、患者家族の思いを最優先にするのではなく、看護師の専門性が優位となっていたために目標を見失い、チーム医療を困難にさせていたことがわかった。

久保田[3]は終末期がん患者の在宅療養移行に向けて、患者と家族が抱えている不安や思い、そして不足している情報を共通認識することにより、家族も含めてチームで在宅療養移行の準備を行うことが可能になると述べている。尊重し、最優先にすべきは患者家族の思いであり、患者家族の思いをしっかり把握し、チーム医療が患者家族の最善の利益になるようにすべきであった。看護管理者として細田[4]の「『チーム医療』のカギは絶えざる『対話』」ということを肝に銘じ、患者・家族・他職種との対話に努め、患者家族の利益を追求したチーム医療に取り組んでいきたい。

◆ 引用文献
1）厚生労働省：がん対策推進基本計画. 2012.〈https://www.mhlw.go.jp/file/06-Seisakujouhou-10900000-Kenkoukyoku/gan_keikaku02.pdf〉
2）厚生労働省：がん対策推進基本計画. 2018.〈https://www.mhlw.go.jp/file/06-Seisakujouhou-10900000-Kenkoukyoku/0000196975.pdf〉
3）久保田千景：終末期がん患者の在宅療養移行に向けての看護師の家族支援の実践と認識　一般病棟に焦点を当てて. 日本医療マネジメント学会雑誌, 2017；18（3）：153-159.
4）細田満和子：「チーム医療」とは何か　第2版　患者・利用者本位のアプローチに向けて. 日本看護協会出版会；2021. p.197.

◆ 参考文献
・穂高幸枝，他：地域の総合病院に勤務する看護師の他職種協働における困難さと対処─看護師経験年数に着目して. 長野県看護大学紀要. 2022；24：45-52.

マネジメントの視点から

　高齢、独居でADL低下をきたした終末期の膵臓がん患者に対し、患者自身と家族の間、また、医療者の間でもゴールを決めきれず、倫理的ジレンマに陥った事例だと思います。終末期の患者の思いが揺らぐのは珍しいことではありません。「ああすればよかった」「こうすればよかった」「ああなったらどうしよう」「こうなったらどうしよう」「どうしていいかわからない」そんな毎日ではないでしょうか。答えは決して1つではないはずです。また、自宅か施設かの二択でもないはずです。迷った時は「患者志向」、患者・家族の"希望"こそが重要なヒントになります。

　「家に帰れば動けるようになるんじゃないかな……」という患者のかすかな希望に寄り添い、家族の協力のもとで"短期の外泊"をやってみるという選択肢もあると思います。そしてその結果を新たな情報として、チームが一丸となれる新たなゴールが見つかるかもしれません。試行錯誤し、対話を続けることが大切です。そこに「協働志向」が醸成されます。そしてまた終末期では、患者も家族も悔いのない時間を過ごすことが大切です。どうすればそれが実現できるのか。そこにこそ、真の「専門性志向」が求められるのではないでしょうか。

（秋山智弥）

4

患者にとっての当たり前のチーム医療とは

──がん終末期患者の退院調整からの考察

厚生労働省の「チーム医療の推進に関する検討会報告書」では、チーム医療とは「医療に従事する多種多様な医療スタッフが、各々の高い専門性を前提に、目的と情報を共有し、業務を分担しつつも互いに連携・補完し合い、患者の状況に的確に対応した医療を提供すること」[1] としている。専門が異なれば、よりどころとなる原理や目標を達成する方法も異なってくる。異なる視点があることを理解し、専門化・合理化を図るためには、チームメンバーに互いの信頼関係があることが重要となる。

1. 事例

緩和ケアチームの看護師として介入した患者で、30代後半の女性である。小学校低学年の女の子の母親でもあった。大腸がん術後抗がん剤治療を繰り返すが肝臓へ転移・増大し、終末期を迎えた。低栄養状態、象のように浮腫で膨れ上がった両下肢、その下肢の痛みや腹部の痛みがあり医療用麻薬で症状緩和を行っていた。予後への不安も強かった。「家に帰りたい。娘に味噌汁の作り方を教えたい」という思いを看護師が聞き、退院調整を開始した。

しかし徐々に歩行困難となり、担当医師は「これでは家には帰れないね」と患者に話し、退院調整を中止した。調整していた在宅医も診療所を継いだばかりで在宅の経験が浅く、「主治医がそう言うなら無理でしょう」と中止を了承した。そのままタイミングを逃し、病院での看取りとなった。

2. 「チーム医療」の4つの要素からの考察

「チーム医療」の4つの要素から分析する。「患者志向」では、「家に帰って娘との時間を過ごしたい」という母親としての思いがあった。担当医は

「専門性志向」の生物学的生命に基づく治療を優先して「退院は困難」と判断し、両者が対立した。患者はパターナリズム的に「医師が言うなら無理だ」と退院を諦めた。医師と患者の話し合いに看護師は不在であった。

また、担当医師は家族のみと面談し、家族の不安を聞き入院での看取りという安心を提案した。家族も介護に不安があったため、入院の継続を希望した。

「職種構成志向」は担当医師、看護師、緩和ケアチーム、薬剤師、理学療法士が関わりチームメンバーとして存在した。在宅医、訪問看護師、ケアマネジャーにも相談を行っていた。しかし、チームであるべき医師との信頼関係が構築できず、それぞれが専門性を認められていなかった。「協働志向」について患者の目標や情報がメンバー全員で共有されておらず、協働ではなく分業になってしまっていた。

「患者志向」の患者中心の医療の提供が行われるためには、専門職同士がコミュニケーションによってずれをすり合わせるコミュニケーション的合理性が必要であった。患者への正しい情報の提供やインフォームドコンセントが的確に行われ、意思決定を支えることによって、諦めではなく、納得のいく最善を一緒に考えることができたのではないかと考える。多職種で連携し、パターナリズムから脱して、医師へのアプローチを行えばお互いの信頼関係を構築することができたのではないかとも考える。

患者は、医療従事者によるチーム医療は当たり前に行われることと思っている。専門性が対立し連携できていなければ患者に不利益を与えてしまうが、実際はチーム医療が困難な状況もみられる。患者の望むチーム医療が当たり前に行われるためには、共通の目標の下に、異なる専門性がぶつかり合ったり支え合ったりしなければならない。看護師はコミュニケーション能力を磨きチームアプローチの中心的役割を担っていく必要がある。

◆ 引用・参考文献
1）厚生労働省：チーム医療の推進について（チーム医療の推進に関する検討会報告書）．平成22年3月19日．p.2-5.〈https://www.mhlw.go.jp/shingi/2010/03/dl/s0319-9a.pdf〉
2）清水哲郎：看護管理者のための臨床倫理・組織倫理入門．メディカ出版；2021．p.60.
3）井部俊子監修，勝原裕美子編集：論点3：地域における連携とネットワークづくり．看護管理者学習テキスト 第3版 第4巻 組織管理論 2024年版．日本看護協会出版会；2024.
4）細田満和子：「チーム医療」とは何か 第2版 患者・利用者本位のアプローチに向けて．日本看護協会出版会；2021.

　小学生の娘を持ち、30代の若さで人生の終末を迎えようとしている患者。自宅に帰って母親としての役目を少しでも全うしたいと願う患者。その願いを叶えられないまま、病院での看取りを余儀なくされ、看護職が倫理的ジレンマを感じた事例だと思います。そこにはまた、医師が患者の希望よりも"患者の介護に不安を覚えた"家族の希望を優先したことへの憤りや、「職種構成志向」のもと、多くの職種が関わっていながらも「協働志向」が働かず、患者も他職種も不在のまま医師と家族の話し合いのみで事が進んでしまったことへの不全感、そこに介入できなかった後悔なども感じられます。

　看護職には、たとえそれが叶えられなくとも、患者の権利を擁護し、患者の思いを代弁する責務があります。また、家族の希望は、決して患者の介護をせずに済むことではなかったと思います。家族はただ、患者の介護に対する不安をなくしたかっただけではないでしょうか。終末期に優先されることがあるとすれば、それは、患者と家族が悔いのない時間を過ごす、ということだと思います。そのために、多職種が知恵を結集することが大切です。それこそが、真の「専門性志向」であり「協働志向」ではないでしょうか。

（秋山智弥）

医師と認定看護師の「チーム医療」とは

——多職種協働でのコミュニケーションの重要性

　当施設は都道府県がん診療拠点病院に認定されている。がん診療拠点病院の役割のひとつとして「すべてのがん患者に対し、日常診療の定期的な確認事項に組み込むなど頻回に苦痛の把握に努め、必要な緩和ケアの提供を行うこと」[1]が求められている。当施設では入院時や状態変化があった時、外来化学療法の時などに苦痛スクリーニングを実施している。その結果、苦痛症状を有しているがん患者には認定看護師が聞き取りをし、その苦痛症状を多職種で共有し、多職種で治療やケア方法を検討している。

1. 事例

　私はがん性疼痛看護認定看護師として緩和ケアチームに所属し、自施設のがん患者に対する苦痛スクリーニングの運用を立ち上げ、運用開始してから7年目を迎えた。5名いるがん分野の認定看護師で協力し合い、苦痛スクリーニングの運用は定着できていると考えていた。しかし先日、後輩のがん性疼痛看護認定看護師からこんな相談があった。

　とあるがん患者が入院時の苦痛スクリーニングで苦痛症状を有していた。患者から情報を聞き取り、検査結果等を照らし合わせアセスメントを行った結果、現行の疼痛治療薬から変更したほうが良いと判断し、その提案を電子カルテ上のメッセージで主治医に送った。

　すると主治医から「がん性疼痛の治療目的で入院しており、自分が患者を診てがん性疼痛治療をしている。依頼もしていないのに一方的に今の治療を変更したほうがいいと提案をしてくるとは、どういうことだ。知らない看護師が突然カルテだけのやりとりで提案してくるなんて失礼だ」と言われて困っている、とのことだった。

　私はその医師に話を聞きに行った結果、医師はがん患者の苦痛スクリーニングの運用や目的、がん性疼痛看護認定看護師の役割について理解をし

ていないことがわかった。丁寧に説明をすることで理解もしてもらい、認定看護師の活動について了承を得た。また、「自分と同様に運用を理解できていない医師もいると思うので、定期的に周知して活動しやすいようにしたほうがよい」とアドバイスをいただくこともできた。

2. 「チーム医療」の 4 つの要素からの考察

　今回の事例では、医師と認定看護師の「専門性志向」が「協働志向」より優位になってしまったことが問題であった。医師はがん性疼痛治療は、処方ができる医師が行うべきという思いが強くあった。認定看護師は、自分が学んできたがん性疼痛看護の知識を活かしたいという思いが強く、がん性疼痛治療薬の妥当性の検討は役割として当然の行為であるため、何がいけなかったのか理解ができないという状態だった。

　細田[2]は「チームのメンバーとは、共通の目標を持ち、患者の最善の利益のために協働するとともに、専門性に依拠した意見が鋭く対立するような場合には、相手の話に耳を傾け、自分の価値観も相対化してみることが必要なのだろう」と述べている。この事例での認定看護師は、一方的な説明や相手の考えを否定する提案方法ではなく、まずは主治医にどういう考えで治療をしているのかを聞き、そのうえで「自分がアセスメントした結果、このような治療変更がよいのでは」と考えたことや、「一緒に考えてもらいたい」という思いを伝えることが必要であったと考える。

　どちらも患者の苦痛緩和が目標であることは間違いない。しかし、患者の最善の利益のために協働することができなかった。信頼関係が構築されていないなか、一方的な顔の見えない関係性でのカルテ上のメッセージだけによるやりとりも不信感につながり、協働できなかった理由だと考える。チームで理解し合えるまで話をする大切さを実感できた出来事だった。

　超高齢多死社会となる 2040 年を見据え、タスク・シフト／シェアを推進していくためには、認定看護師の活動は拡大していかなければならない。そのためには、医師と認定看護師のチーム医療がもっと推進できるように、相手を理解し、相手に理解してもらえるコミュニケーションができるよう、認定看護師の人材育成にも努めていきたい。

◆ 引用・参考文献
1）厚生労働省健康局長：がん診療連携拠点病院等の整備について．健発 0801 第 16 号．令和
　4 年 8 月 1 日．〈https://www.mhlw.go.jp/content/000972176.pdf〉
2）細田満和子：「チーム医療」とは何か　医療とケアに生かす社会学からのアプローチ．日
　本看護協会出版会；2012．p.77.

マネジメントの視点から

　がん患者に対する院内の疼痛緩和マニュアルに沿って実施した看護師の対応に対し、そうした院内マニュアルやスクリーニング、横断的チームの存在を知らなかった医師が、依頼してもいない看護師からの一方的な診療提案に激昂してしまった、という事例だと思います。院内の横断的チームの活動については、感染や褥瘡対策のほか、緩和ケア、認知症ケア、呼吸ケアと多岐にわたります。院内にどのようなチームが存在し、どのようなスクリーニングが行われ、コンサルテーションや診療提案がどのように実施されているか、院内のすべての医療従事者が熟知しておく必要があります。こうした院内の診療体制や横断的チームに属する医師、看護師等の顔と名前、専門資格等は、入職時にオリエンテーションされることは言うまでもなく、定例会議の場での報告等を通じて確実な周知を図ることが大切です。

　いずれにせよ、誰であれ初回のやりとりにおいては、自己紹介も含め、可能な限り対面もしくは電話などの双方向の手段を用いて、相手の反応もうかがいつつ信頼関係の構築に努め、患者ファーストのタイムリーな医療提供を図ることが肝心です。他職種への敬意と配慮に満ちたコミュニケーションは「協働志向」の基本であり、何よりも「患者志向」への早道と言えます。

（秋山智弥）

6

他職種との関係

心臓カテーテルチームにおける「専門性志向」の対立
── 薬剤間違いからみえた課題

　　保健医療福祉制度の仕組みに命を吹き込むのは「人」である。看護師をはじめとした関係職種がそれぞれの専門性を生かし、生き生きと働くことでこの仕組みは質の高いものになるため、多職種のチームで患者のニーズに対応する上で看護管理者の果たす役割は大きい。

1. 事例

　　チーム医療が難しかったのは、心臓カテーテル治療の際にインシデントが起こったという事例である。治療中に薬剤投与の指示があり、看護師は復唱して確認をしたところ、医師は取り出した薬剤を目視で確認することもなく「指示通りで」と返答し、看護師は医師から「早くしろ」と言わんばかりの圧力を感じた。指示された薬剤名を疑問に思いつつ、2 回目の確認をちゅうちょし、実施したところ薬剤間違いであった。

2.「チーム医療」の 4 つの要素からの考察

　　この事例の「専門性志向」では施術する医師は「いつも通りやるから薬剤は準備しておくものだ」、看護師は「薬剤の指示を確認して、投与する」「患者の安全を確保する」「患者の苦痛を緩和する」、診療放射線技師は「画像情報を提供する」、臨床検査技師は「心電図や圧データにより病態情報を提供する」、臨床工学技士は「機器管理をする」がある。
　　「職種構成志向」では、施術医師・介助医師・看護師・診療放射線技師・臨床検査技師・臨床工学技士がある。「患者志向」としては、患者の思いを確認しているわけではないが、「患者中心」「安全」があると考える。「協働志向」としては、「術中の危機的状況を予防・回避するための安全を確保」「患者の精神的・肉体的苦痛を緩和する」がある。

この事例では、「専門性志向」と「協働志向」の対立と「専門性志向」と「患者志向」との対立がある。また、「専門性志向」のなかでは、医師と看護師の対立もあると考える。前提として、医師には治療検査における注意事項をチームに説明する義務があるが、この施術医師には治療全体を見ながらチームに指示を出すといった「専門性志向」が不足していたため、看護師の「専門性志向」との間に対立が起こった。

　患者安全におけるチーム医療の役割は、各職種が専門性を発揮したうえで相互支援的に協力し合うことで、患者安全を確保することを期待されていると考える。この事例では各職種は専門性を追求するのみで、薬剤投与の場面では医師・看護師以外の職種は関心を示していなかった。このことから「専門性志向」と「協働志向」の対立は生じた。

　「専門性志向」と「患者志向」の対立としては、それぞれの専門性を追求するのみで、患者の安全確保ができなかった点が挙げられる。患者の安全は看護師だけが担うものではなく、医療チーム全員が協働して実現していくものだ。ここに良好なコミュニケーションがあれば、診療放射線技師にも臨床工学技士にも手隙のタイミングはあることから、患者へ関心を向けて協働できると考える。

　この心臓カテーテルチームがうまくいくためには、チーム活動の目的を共有することが必要だと考える。たとえ日替わりのチームメンバーであったとしても、共通の目的をもっていることで、チーム活動のベクトルを合わせることができる。検査・治療は圧倒的に医師主導であり、双方向のコミュニケーションができているとは言えない。チームが同じテーブルについて話をしていない状況を変えていく必要がある。医師も安全に検査・治療を行うためには、多職種が必要な情報を共有し、治療のリスクを減らす必要がある。そのためには、日々の事例カンファレンスで治療方針を共有することや、多職種参加の勉強会によりお互いの役割理解をすることで、チームとしてのベクトルを合わせていくことが欠かせない。

　チーム医療の推進の実践的事例[1] でも、「チーム運営にミーティングと勉強会を行う」とあり、このチームでも取り入れていきたい。まずは朝の医師カンファレンスに多職種が参加できるように、看護管理者として要望をしていく。看護師単独では要望しにくいので、診療放射線技師や臨床工学技士と先に協働をして一緒に機会をつくることで実現していきたい。また、コミュニケーションエラーによるインシデントが発生したことを踏まえ、チェックバックのような安全確認のスキルを使って、共感的なコミュニケーションができる職場づくりをしていく。

◆ 引用・参考文献
1）チーム医療推進方策検討ワーキンググループ（チーム医療推進会議）：チーム医療推進のための基本的な考え方と実践的事例集．平成23年6月．〈https://www.mhlw.go.jp/stf/shingi/2r9852000001ehf7-att/2r9852000001ehgo.pdf〉
2）細田満和子：「チーム医療」とは何か　第2版　患者・利用者本位のアプローチに向けて．日本看護協会出版会；2021.
3）井部俊子監修，増野園惠編集：看護管理学習テキスト　第3版　第1巻ヘルスケアシステム論　2022年版．日本看護協会出版会；2022.
4）日本IVR学会編：IVR手技施行に関する　診療体制についての提言　第1版．2017年7月8日．〈https://www.jsir.or.jp/wp-content/uploads/2017/07/ivr_syugiteigen-20170708.pdf〉

マネジメントの視点から

　誤薬、誤認防止や口頭指示への対応など、職員全員が院内の医療安全管理マニュアルを熟知し、遵守することが何よりも大切です。特に、手術や侵襲的カテーテル治療等、時間切迫もあり、緊張感の高い診療場面において効果的なチーム医療を展開するためには、日頃からの良好な信頼関係の構築が不可欠です。チーム全員参加での事前カンファレンスやシミュレーションは、「協働志向」を高めるのみならず「患者志向」にも直結する有効な対策と言えます。

　医師はチーム医療のリーダーとして、心理的安全性を高める努力を介して他職種からの確実な情報収集に努め、看護師はチーム医療のコーディネーターとして、患者を中心にチーム全体を見渡し、ケアの割れ目を見つけては埋めていくことが大切です。

（秋山智弥）

在宅における多職種連携
—— 食事支援における訪問看護師とヘルパーのコンフリクト

　私は訪問看護を始めて4年目になる。在宅医療において最も重要な要素は、本人の意思決定と多職種連携であると考えている。在宅は病院と違い、医療、介護、福祉関係などさまざまな人が関わる。連携が困難な場面も多いが、うまく連携ができると患者にとって最高の利益をもたらすこととなり、チーム医療の重要性について実感している。今回、在宅でうまくいかなかったチーム医療の一事例について振り返り考察する。

1. 事例

　Aさんは80代男性、慢性心不全を繰り返し終末期の状態であった。家族構成は独居で、近隣に住む一人娘が1人で介護を担っていた。老舗の会社社長で、ベッド上の生活になってもテレビで株を操作し大金を操り、他者の言うことを聞かない頑固な面があった。自由気ままに生きてきたため、入院は望まず最後まで自宅で過ごす覚悟を持って療養していた。

　状態の悪化に伴い、医師の往診の際に家族、介護支援専門員（ケアマネジャー）が同席し、余命は短いこと、最後まで自宅で救急車を呼ばずにできる範囲で対応していくこと、代替栄養は望まず、誤嚥のリスクはあるが好きなものを好きなだけ摂ることを本人・家族と共有し合意形成をしていた。ある日、経口摂取が進まないAさんのために、娘が枕元にビールを置いていた。訪問したヘルパーは「誤嚥リスクが高く、脱水状態であるAさんにビールなんて飲ませていいのか。私たちはそんな支援はできない」とケアマネジャーを通して伝えてきた。それを受けたスタッフは「Aさんが飲みたいと言うのなら、飲ませてくれればいいのに……」と意見の相違が生じた。

2.「チーム医療」の4つの要素からの考察

　この事例では訪問看護師とヘルパーにコンフリクトが生じていた。その要因として、「職種構成志向」と「専門性志向」に対立があったと考える。「職種構成志向」では、在宅医、同行看護師、訪問看護師、ケアマネジャー、ヘルパー、福祉用具業者が連携し充足していた。しかし、「専門性志向」では、訪問看護師は医師の往診に同行して本人・家族と合意形成をしたこと、病状から何があってもおかしくない状態と理解しつつ、本人が望む支援をすることで「生命の質」を重視した。一方、ヘルパーは医療に対する知識がなく、看取り経験に慣れていない。しかし、ヘルパーは現場では状態が悪い利用者と2人きりであり、自分の行為で状態が悪化するのではないかという不安が強く、「安全性」を重視していたと考える。看護師は医療と暮らしをみることができるが、ヘルパーは暮らしに視点を置く。依拠する学問体系や実践経験の違いによって、重視する視点が異なりAさんの望む支援につながらなかった。

　状態の悪化に伴い、介護保険から医療保険のサービスへ移行し、介護より医療が重視されるようになったが、ヘルパーだけがケア方針決定への参加がなかったことで状況把握ができず、重要と考えられている目標、プロセス、アウトカムが異なってしまった。また、介護保険のサービスのリーダーであるケアマネジャーも医療の知識は乏しく、リーダーシップを発揮できなくなっていた。医療が中心となる終末期には訪問看護師にチームリーダーが移行することが必要だが、それがうまくできていなかったことも要因の一つと考える。所属する事業所も違うため現場で顔を合わせることも少ない。この事例のヘルパーも初めて連携した事業所であり、顔の見える関係性ができておらず、コミュニケーション不足もあったと考える。

　今回の事例での対策として、まずは他職種への理解が必要である。医療の知識がない介護職が終末期の利用者に対応する不安は計り知れない。Aさんの意思決定の場で関わる多職種が同席して皆で合意形成し、今後の方向性を共有すること、その後もICT等を活用し日々コミュニケーションをとり、情報共有を図ることが重要だったと考える。

　在宅の現場では、職種の違い、事業所の違い、コミュニケーションのとりづらさなど多職種で関わる難しさも多いが、利用者を軸に、それぞれの職種がリーダーシップをとりつつ専門性を発揮することで、利用者に最高の利益をもたらすことが可能である。

◆ 参考文献
・細田満和子:「チーム医療」とは何か　第2版　患者・利用者本位のアプローチに向けて.
日本看護協会出版会;2021.

マネジメントの視点から

　患者は慢性心不全を繰り返し、終末期の状態となった高齢、独居の経営者。たとえ死を早めることにつながろうとも、好きなものを好きなだけ摂取することを方針とすることで多職種間の合意ができていたものの、医療の知識や経験の乏しい介護職やケアマネジャーにとっては誤嚥や急変に対する不安が強く、その覚悟ができていなかった、という事例だと思います。

　在宅における医療、介護、福祉の連携は難しくもあり、その分、うまく連携ができれば利用者にとっての最大の成果となり、関わったチーム全員の大きなやりがいにもつながります。介護職やケアマネジャーも終末期患者への対応や在宅看取りの経験を積んでいけば、おそらくはそうした不安も軽減され、覚悟もできていくようになると思います。それをサポートすることも訪問看護師の大切な役割であり、やりがいでもあると確信します。「協働志向」は他職種への敬意から始まります。

（秋山智弥）

Case

8

ケアにおける葛藤

「チーム医療」の4つの要素から振り返る自立した排泄ケアに向けたアプローチ

　病院で軽症から重症までさまざまな医療を必要とする患者に対して、それぞれのニーズに即した良質なサービスを提供するためには、専門職における役割と連携が必要である。看護師とリハビリテーション専門職による自立した排泄に向けたアプローチに相違があり、自宅退院に困難を感じたケースをチーム医療の「4つの要素」を活用して考察し、今後の対策について考えたことを述べる。

1. 事例

　患者は75歳で独居であり、左膝骨折でリハビリ中に心筋梗塞となった。治療を受け、回復期になり患者は「トイレに自分の力で行けるようになって、自宅に帰りたい」とリハビリを前向きに捉えていた。医師からはリハビリをして自宅退院を目指すことが説明された。

　心臓リハビリテーションが開始になり、リハビリ室では歩行訓練を実施されていた。リハビリ内容から、看護師は付き添いでトイレ歩行をして排泄ケアを実施していた。しかし、心臓リハビリを行う理学療法士から患者へ、床上排泄が妥当でトイレ歩行はしないようにと説明がされた。患者は精神的に不安定となり、意欲を失くしてしまった。そのため、ケースワーカーは地域につなぐ方向性に迷いが生じ、施設入所を提案した。

2.「チーム医療」の4つの要素からの考察

　この事例をチーム医療の「4つの要素」から振り返り考察する。「専門性志向」では、看護師は自宅退院に向けた療養の視点から自立した排泄を目指していた。心臓リハビリを行う理学療法士は排泄時に努責することで心臓に負荷がかかることを考え、徐々に自立した排泄を目指していた。「患

者志向」では、看護師は患者のニーズや意欲が低下しないような関わりをしていたが、理学療法士はこうした患者のニーズより身体的リスクを優先した。

「職種構成志向」では医師・看護師・心臓リハビリを行う理学療法士・ケースワーカーが参加し、カンファレンスの中で自立した排泄という目標は共有できていた。しかし、看護師と理学療法士の間で、自立した排泄についての考えやプロセスが共有できていなかった。「協働志向」では看護師・理学療法士で目標を共有し、協働して良いケアを提供できている気になっていた。しかし、ケースワーカーを含めて患者を中心に協働できていないために、患者に統一した説明や指導ができていなかった。また、ケースワーカーは患者の状況から自宅退院することに困難を感じていた。

これらのことから「職種構成志向」「協働志向」に2つの問題があったと考える。まず1つ目は、看護師と心臓リハビリを行う理学療法士の専門分野の中で学習してきた内容や思考に違いがあり、整合性をとるための話し合いが十分にできていないことが問題だった。看護の考える排泄ケアは人間の尊厳を守り、自立した排泄ケアにつなげていくことであり、それが専門性でもある。患者を中心に、医療と療養の視点から、排尿時はトイレ排泄、排便時は床上排泄が可能ではないかという中立な意見交換が必要であったと考える。対策としては、看護師としてチーム医療の意味を知り幅広い知識・柔軟な思考・コミュニケーション力を身につけられるように、話し合いができる多職種の人材を育成していくことである。

2つ目の問題は、多職種が協働できていないために患者の精神的な不安要因となったこと、患者が望む自宅退院が困難な状況になったことである。対策としては、患者に関わるすべての専門職が患者をチームの一員として捉え、目標と内容の根拠を共有し、患者自身が前向きに現状を受け止められるようにチームで協働していくことである。

これらのことから、「チーム医療」の4つの要素のうち1つに問題が生じると効果的なチーム医療が成り立たない。日本看護協会の「看護業務基準」には「チーム医療において自らとメンバーの役割や能力を理解し、協働する」とある[1]。患者を中心に多職種で緊張や衝突を恐れず、根気強く話し合いを続けていくこと、自分たちの専門性に固執せず新たな価値観を取り入れていく柔軟性を持つことが、連携・協働には重要である。

管理者として看護の質向上が図れるように人材育成をするとともに、他職種から得た広い視野や思考を取り入れる好奇心、喜びを共有し、互いにチーム医療ができるように働きかけていきたい。

◆ 引用文献
1）日本看護協会：看護業務基準（2021 年改訂版）. 2021.

◆ 参考文献
・細田満和子：「チーム医療」とは何か　第 2 版　患者・利用者本位のアプローチに向けて.
　日本看護協会出版会；2021.
・厚生労働省：チーム医療の推進について（チーム医療の推進に関する検討会報告書）. 平成
　22 年 3 月 19 日.

マネジメントの視点から

　高齢、独居で左膝骨折後のリハビリ中に心筋梗塞となり、心臓リハビリテーションを受けている男性の患者。排泄のゴールをめぐって、看護師と理学療法士の間で「専門性志向」が対立し、床上排泄を迫られたことで患者の意欲低下が引き起こされた事例だと思います。排泄の自立は人間性の回復と同じくらい重要な意味を持っています。排泄に介助が必要な状態では、アイデンティティを保つことが容易でなくなり、そのため依存的傾向が強く表れるようになります。

　ところが、ひとたび排泄が自立すれば、依存的傾向は瞬く間に解消し、人間性が急速に回復されていきます。看護職はそのことを経験的によく知っているだけに、排泄の自立にこだわります。一方、理学療法士は、生活者としてとらえることができず、心臓の負荷のみを優先した対策を提案し、対立が生まれます。考察にも書かれているように、「患者を中心に多職種で緊張や衝突を恐れず、根気強く話し合いを続けていくこと」が大切です。その際、チーム医療のリーダーである医師の力を借りることも一案です。

（秋山智弥）

患者の利益にコミットした
専門職の協働
──褥瘡ケアをめぐって

チーム医療は、患者を支援するそれぞれの医療従事者が同心円上に並び患者を囲み、かつ医療従事者間がそれぞれやり取りを行う平等な立場に立って患者の支援を行うことを理想としている[1]。しかし、専門職間のヒエラルキーが高く存在したり、パワーバランスが崩れるなど、チームで仕事を創り上げることが困難なケースがある。筆者は看護管理者として1ユニットを管理しながら、専門看護師として倫理調整の役割も担っており、患者支援においてさまざまな専門職と協働し、問題を解決することが多い。多くは解決可能であるが、なかには非常に難しいケースもある。今回体験した困難事例について分析と考察をする。

1. 事例

80代女性のA氏は肺炎と低酸素血症で入院した。要介護状態で仙骨部にd2（真皮までの損傷）の褥瘡があった。既往に脳梗塞があり、意思疎通はできない状態で弟と10年入所中の施設職員がキーパーソンとなっていた。入院当初から褥瘡専従看護師がケア方法を病棟看護師に指導し、かなり改善した。主治医は肺炎が軽快したため退院許可を出し、退院支援看護師が退院調整を進めていた。

退院前日になって、褥瘡専従看護師は退院すると褥瘡が悪化する可能性が高いため治癒してからの退院がベターだと主張した。主治医は急な方針転換に対し納得がいかず、話は平行線となった。最終的にはA氏の病態を踏まえ、A氏の置かれている社会的背景や意向に沿った療養について倫理的視点で再検討し、元の施設へ退院することができた。

2.「チーム医療」の4つの要素からの分析

【専門性志向】医師は状態を改善させて医療機関の役割を果たし、住み慣れた施設に早く帰したい。褥瘡専従看護師は褥瘡改善に努めて、経緯を踏まえ「施設に戻ると褥瘡が悪化するため、入院継続すべきだ」と退院前日に主張した。

　病棟師長は褥瘡ケアが退院支援上の課題になることを把握していなかった。退院支援看護師は褥瘡ケアの継続が必要であると把握していたので、施設に対しては体圧分散マットの準備を依頼するなど、施設でケアが継続できるように手配していた。しかし、このことを病棟師長と協議していなかった。専門看護師はA氏の背景と意向に沿った支援を目指した。

【職種構成志向】医師、病棟師長、退院支援看護師、褥瘡専従看護師、専門看護師

【患者志向】入院時点ではA氏自身は意思を表明できないが、10年前に「死ぬまで施設で生活したい」と話しており、その意思を弟や施設の職員も把握していた。

【協働志向】医師は肺炎が治癒したから退院させたいが、褥瘡の知識は薄かった。褥瘡専従看護師は褥瘡の治癒について特に注目した。看護管理者とチームのマネジメントを行う退院支援看護師は、全体像を把握したうえでの目標を立てられなかった。

　このように、「チーム医療」の4つの要素で分析すると、医師と褥瘡専従看護師それぞれが専門性を強調したため、「専門性志向」と「協働志向」は相克した。それぞれの専門領域の範囲では、A氏に対して必要な医療とケアであるかもしれないが、患者中心という共通目標を持たないまま、それぞれの職種が自己の専門性を発揮しようとすれば破綻する[2]。複数の職種が互いに協力し、対等な立場でお互いの仕事を尊重し合い仕事を進める「協働志向」に反することになる。

　細田[3]は、チーム医療を実践する際、異なる原理に立脚する知識を持つ者同士の討議が効果的なチームワークが可能になる条件と示し、また知識だけでなく情報の有効活用も重要だと述べている。異なる知識と情報を持つ者同士が理想的発話状況（自由な議論が保証されている状況）でコミュニケーションを取ることが、協働するうえで重要である。「専門性志向」に偏り、マネジメント不足も相まって協働できていなかったが、専門看護

師が倫理的視点で目標を立て直し、各専門職の知識と A 氏の情報を統合し検討したことで道筋を立てることができた。

　医療とケアの根幹である、患者の価値に準拠した支援を提供するために、その人らしい生活を包括的に考えられる多職種チームをマネジメントする看護専門職の育成が課題であると考える。

◆ 引用文献
1）細田満和子：「チーム医療」とは何か 患者・利用者本位のアプローチに向けて 第 2 版，日本看護協会出版会，2021．p.154-155.
2）前掲書 1）．p.104-105.
3）前掲書 1）．p.156-157.

◆ 参考文献
・細田満和子：「チーム医療」とは何か それぞれの医療従事者の視点から．保健医療社会学論集．2001：12：88-101.
・厚生労働省：チーム医療推進会議．〈https://www.mhlw.go.jp/stf/shingi/other-isei_127351.html〉
・中島美津子：管理職のための組織管理（看護感理）バイブル．日総研；2021.

マネジメントの視点から

　終のすみかとして施設を選択され、10 年以上入所されている高齢、要介護状態の女性患者。脳梗塞の既往があり、意思疎通ができない状態。肺炎で入院となったものの、治療が功を奏して軽快し、施設への退院が間近となった時点で、褥瘡治療のため、褥瘡専従看護師が退院の延期を求めたことで「専門性志向」が対立した事例だと思います。

　施設に戻れば褥瘡が悪化する恐れがある場合、たとえ褥瘡を治癒してから施設に帰したとしても、再度褥瘡を作るリスクは存在します。従って、解決策としては、施設においても褥瘡が予防され、あるいは、施設においても褥瘡の治療が継続できることだと思います。そのために、褥瘡専従看護師が同行訪問したり、遠隔でサポートしたりすることも検討する必要があります。「患者志向」のもとでは、患者を動かすよりも、メンバーが動く方法も考えてみましょう。

（秋山智弥）

10

多様な患者ニーズへの対応

患者・家族の希望を叶えるための多職種協働
——一般病棟から緩和ケア病棟への早期入棟希望のケースから

私のこれまでの経験において「チーム医療」が難しかったのは、患者・家族が緩和ケア病棟に早く入棟したいと希望していたが、入棟までに日数を要し、緩和ケア病棟入棟後、数日で亡くなられたケースである。このケースについて、「チーム医療」の4つの要素からなぜ難しかったのか分析し、どうしたら上手くいったのかについて考察していく。

1. 事例

終末期がんで入院中のA氏（70歳代）は、一番安心できる自宅で過ごしたいと思っていたが、自分で動けなくなった時の家族の負担を考え、緩和ケア病棟への入棟を希望した。家族は、A氏とできるだけ一緒に過ごしたいと思っていた。そのため、面会制限が緩く面会や付き添いが容易にできる緩和ケア病棟へ早く入棟したいと希望した。

緩和ケア病棟へ入棟する際は、緩和ケアチームとの面談にて、予後予測などから入棟可能な状態であるか判断される。面談日を決めるにあたって病棟看護師は、家族が来院可能な直近の日を希望した。主治医は緩和ケアチームにお任せ状態であり、家族が早期入棟を希望していることを緩和ケアチームに伝えていない。面談は、緩和ケア医と緩和ケア認定看護師が実施している。緩和ケアチームが提示した面談日は5日後であった。

家族からは「何でそんなに遅いんですか」と発言があり、病棟看護師も家族と同じように思い緩和ケアチームに交渉したが、「予定がいっぱいで……」と断られた。A氏は面談後、緩和ケア病棟へ入棟することになったが、面談翌日は週末であり緩和ケア医が不在であるため入棟はできず、依頼から8日目に入棟した。A氏は入棟後、数日で亡くなった。

2. 「チーム医療」の4つの要素からの考察

「職種構成志向」では、主治医（消化器内科医）、病棟看護師、緩和ケア医、緩和ケア認定看護師の多職種がチームメンバーとして存在していた。「患者志向」は、「緩和ケア病棟に早く入棟したい」という患者・家族の希望があり、主治医と病棟看護師は家族の希望を理解していたが、緩和ケアチームには伝えていなかった。面談には主治医や病棟看護師は参加していなかった。

「専門性志向」において、病棟看護師は患者の意向も十分理解しており、緩和ケア病棟に早く入棟して家族との時間を過ごしてもらいたいと思っていた。主治医は「積極的治療は困難である」と判断し、患者・家族と相談のうえ患者・家族の意向を尊重し、緩和ケアチームへコンサルテーションしている。緩和ケアチームは、入院・外来患者にかかわらず、緩和ケアを必要とする多くの患者に専門家として対応し、面談にて入棟の可否を確実に判断している。「協働志向」では、「患者・家族の希望を叶える」という目標は全職種が持っているが、早期入棟という点においては希望に見合わないものとなっている。そのため、家族からも不満が生まれ、病棟看護師もチームに対して不信感を抱いてしまった。

このケースでは、患者・家族の「緩和ケア病棟へ早く入棟したい」という希望を多職種で共有していることが必要であった。主治医や病棟看護師が面談に参加し、患者の意向を緩和ケアチームに明確に伝えていれば、早期に入棟できたとも考えられる。緩和ケア病棟へ入棟するためには多くのルールが存在している。このルールは、患者によりよいケアを提供するために作られているものであるが、緩和ケアチームがルールではなく「患者志向」を優位に考えることができたら、早期入棟を叶えるべく早期面談を調整できたのではないか。また、緩和ケアチームは医師や看護師以外の職種も含めて構成されているが、各職種の雇用人数が少なく、メンバーとして活動するには困難がある。細田[1]は「『チーム医療』で職種の構成に関心が払われるときには、雇用されているか否かが大きな意味を持つ」と述べている。チームメンバーの医療ソーシャルワーカーが面談に参加していたら、A氏が最も安心できる自宅での療養へつなげるなど、状況が変わっていたかもしれない。

チーム医療における情報共有は、患者への介入をよりよいものにしていくための前提条件となる。それを達成するためには、的確かつ迅速な双方

向のコミュニケーションが重要であると考える。

◆ 引用・参考文献
1）細田満和子：「チーム医療」とは何か 第2版 患者・利用者本位のアプローチに向けて，
日本看護協会出版会；2021．p.92．
2）村田京子：チーム医療のマネジメントと情報共有 イギリスの3病院の脳卒中病棟から．
立命館人間科学研究．2006；11：11-24．
3）篠田道子：多職種連携を高めるチームマネジメントの知識とスキル．医学書院；2011．

研究者の視点から

　A氏にとって、望ましい最期の迎え方はどんなものだったのかを問い続けていらっしゃるようですね。事例の冒頭に、A氏は、本当は自宅で過ごしたいと思っていたのに、家族の負担を考えて緩和ケア病棟の入棟を希望したと書かれています。また、考察の終わりの方でも、医療ソーシャルワーカーの参加があったら自宅療養へつなげることができたかもしれないとも書かれています。もしかしたら問題の本質は、緩和ケア病棟へ早く入棟できなかったことではなくて、自宅で最期を迎えることができなかったことにあると考えていらっしゃるのでしょう。言葉と思いが一致しないなかで、患者の本当の望みを共有する「患者志向」は難しいと改めて思いました。

　ただし、次善の方法としての緩和ケア病棟への入棟も、大事だったことには間違いありません。そして緩和ケアチームの面談がすぐに行えなかったことの背景に、入棟のためのルールや緩和ケア医や緩和ケア認定看護師の多忙な勤務状況があることも指摘されています。この相容れない現実を前にして、A氏を担当する看護師として忸怩たる思いを抱えてこられたのですね。「専門性志向」や「職種構成志向」に関わる制度による限界にどのように対処していくか、あるいは制度そのものを変えていくか。いずれも大きな課題ですね。

（細田満和子）

「患者志向」と「協働志向」が対立した特別養子縁組の支援

チーム医療は「医療に従事する多種多様な医療スタッフが、各々の高い専門性を前提に、目的と情報を共有し、業務を分担しつつも互いに連携・補完し合い、患者の状況に的確に対応した医療を提供すること」[1]とされている。産科は児童相談所や保健センターなど多種多様な職種とチームを組み、特別養子縁組を支援している。今までの経験のなかでチーム医療が難しかった特別養子縁組のケースを振り返る。

1. 事例

A氏は第2子の妊娠が判明し、特別養子縁組を希望した。パートナーは不明で第1子は乳児院で生活し、家族からのサポートがない状況であった。

「チーム医療」の4つの要素のうち、「職種構成志向」として産婦人科の主治医と助産師、児童相談所の児童福祉司とケースワーカー、保健センターの保健師、区役所の担当者のチームで対応した。

「専門性志向」として、児童相談所担当者、保健師、区役所担当者は、A氏が第1子の面会を行っていない状況から第2子の養育は困難であると考えた。産婦人科医師と助産師は、妊婦健診の受診時に本人から情報収集を行い、生活状況からA氏一人で養育は困難であると考えた。「患者志向」である特別養子縁組の希望に対し、「協働志向」として複数回多職種カンファレンスを実施した。児のためには特別養子縁組を最善策と考え、妊娠中から支援する体制を整えた。特別養子縁組は、出産から退院するまでの約1週間で最終的な意思の確認を行う。出産後に児童相談所職員がA氏と面談し意向を確認した後、養親となるB夫婦が決定した。

チーム医療の方針として入院中の児の育児は実親の希望を尊重するとしており、A氏は日中を母児同室で過ごした。また、実親と養親が共に希

望する場合は面会の機会を設けるとしており、今回も児童相談所と病院職員同席のもと面会を実施した。

　ところがその翌日、Ａ氏は「児を養親に取られる気がするから渡したくない」と特別養子縁組の中止を申し出た。Ａ氏は児に愛着を感じ始めたことによる葛藤を抱えていた。「患者志向」が変更したことで、緊急カンファレンスを実施した。「協働志向」は、児の養育環境として特別養子縁組が最善と考えていたため「患者志向」と「協働志向」の間で対立が生じた。チーム医療で「患者志向」の変化は重要であり、「協働志向」としてＡ氏の希望を優先し特別養子縁組を中止し、児は乳児院に入所した。

2.「チーム医療」の4つの要素からの考察

　このケースはＡ氏の「患者志向」が叶えられた良い事例かもしれない。しかし、数カ月経過してもＡ氏は児の面会に1回も来ていないと児童相談所職員から報告を受けた。児は結果的に母親の愛情を受けることができなかった。また、養親Ｂ夫婦も児を迎え入れる心の準備を整えた途端に特別養子縁組が中止となり涙を流した。Ａ氏の「患者志向」は叶えることができたが、児の立場の「患者志向」である「親の愛情を受けたい」という思いや、養親Ｂ夫婦の「患者志向」である「児を迎え養育したい」という思いを台無しにしてしまい、医療チームとして悩んだ事例であった。

　母児同室で愛着形成が促進され別れを決断することは、想像するよりはるかに大きい負担であったと考える。母児同室をしない方がよかったのではないか、養親と面会をしない方がよかったのではないかと話し合った。このケースは、Ａ氏を「患者志向」の中心として捉えており、個別に面談を行い、その情報をチームで共有していた。児の幸せを中心にした「患者志向」では、Ａ氏も医療チームのメンバーであるという視点が欠けていた。母児同室や面会をすることの心理的負担について検討し、Ａ氏の思いに寄り添い何が最善かをチームで共に考える時間を設けていれば、違う結果であったかもしれない。

　また、地域の他施設との連携において、緊急カンファレンスの時間調整が難しかった。いつでも相談できる関係となるには、日頃から顔の見える関係づくりが重要である。そのため、地域で開催される特別養子縁組に関する勉強会に参加するなど、インフォーマルな交流を実践していきたい。

◆ 引用文献
1）厚生労働省：チーム医療の推進について（チーム医療の推進に関する検討会報告書）．平成 22 年 3 月 19 日．〈https://www.mhlw.go.jp/shingi/2010/03/dl/s0319-9a.pdf〉

研究者の視点から

　考察にも書かれているように、「患者志向」といった際に、A 氏だけでなく、児のことも対象にして考えることも必要だったかもしれませんね。病院の産婦人科医や助産師や事務職員だけでなく児童相談所の児童福祉司やケースワーカー、保健センター保健師、区役所担当者など関係する多職種で協働して、問題状況に対応していこうとされたことは、とても良かったと思います。

　勉強会に参加するなどして養子縁組の制度についてより知ろうとされることは、素晴らしいと思います。実親との法的関係が完全に途切れる「特別養子縁組制度」だけでなく、実親から養親へと親権者が移っても実親と養子との間の親子関係が存続する「普通養子縁組制度」や、法律上の親子関係を生じさせない「里親制度」など、類似の制度もあるようです。どのような枠組みが適切なのかを話し合うためにも、基礎的な知識があったほうがいいですね。複雑な問題状況に対応するには、幅広く専門性を高めていくことが求められています。

（細田満和子）

12

感染対策により隔離生活を余儀なくされた認知症患者を振り返る

　認知症看護認定看護師の私は6年前、脳神経内科部長と共に、作業療法士・薬剤師・栄養士・医療ソーシャルワーカー・臨床心理士などの多職種に認知症ケアチーム新設の価値を説明し、活動を開始した。私の病院は救命救急センター・災害拠点病院・第二種感染症指定医療機関の機能を果たす、平均在院日数11日の急性期病院である。活動当初、院内で認知症ケアチームの存在を知ってもらい、利用してもらえるチームを目指した。認知症ケアチーム内の多職種が各々の専門性を発揮し、ラウンドの中で推奨ケアを提唱した。

　依頼しても上手くいかない、煩雑な現場で行うには手間や時間がかかるなど、そのケアの価値を実感してもらうには難しい状況があった。しかし、チームへの依頼は減ることなく、活動実績として身体的拘束実施の減少やせん妄ハイリスク薬処方の減少につながっている。

　急性期で入院する高齢者・認知症者は、環境変化に対するストレスで混乱状態を招きやすい。この度の新型コロナウイルス感染症（以下、COVID-19）の流行は高齢者・認知症者に直接影響し、認知症ケアチームとしても難しい症例を多く経験した。

1. 事例

　既往で2型糖尿病がある90代のA氏は、体動困難で救急搬送された。次男夫婦と2世帯、独歩は可能、認知症で介護保険を利用していた。内服管理ができず、カステラを1日1本食べてしまうなど、血糖コントロール不良で入院を勧められていた。今回A氏は帯状疱疹診断で、感染症病棟の隔離入院となった。

　持参薬の睡眠薬3種を継続し、入院7日目に過鎮静等の課題で認知症ケアチームに依頼があった。薬剤師が調整し、入院9日目に一般病棟に転棟

した。入院 10 日目、昼夜問わず帰宅を欲求したり、夜間に「入浴したい」と大声を出したり病棟内を歩き出すなどせん妄症状がみられた。ふらつきも強く、看護師に手をあげる等の行為が続き、体幹抑制を開始された。入院 11 日目、認知症ケアチームは介入依頼を受けた。病棟看護師と「歩けることは A 氏にとって良いこと」との共通の認識を確認し、体幹抑制を解除してリハビリを開始した。

せん妄離脱、歩行安定を評価し退院調整に入った 13 日目、同室者の COVID-19 陽性が判明した。感染管理チームの指示で A 氏は濃厚接触者と認定され、再び 1 人で病室内隔離生活となったが、隔離部屋から出て来ることが問題となり体幹抑制を再開した。リハビリ継続、食事は車椅子乗車など体幹抑制解除時間を定期的に設けて、少量の薬剤は使用した。感染管理チームの隔離解除指示日が退院日となった A 氏は、歩行可能な状態で退院した。しかし、A 氏が濃厚接触者として隔離生活となった以降、解除のその日まで同様の生活を続けたことに釈然としない感覚があった。

2. 「チーム医療」の 4 つの要素からの考察

認知症ケアチームは多職種で知恵を持ち寄り、「何が A 氏にとって良いことだろう」と病棟看護師と一緒に考え、体幹抑制を解除した。しかし、COVID-19 濃厚接触者となった A 氏は再び体幹抑制が行われ、部屋から外に出歩く自由を環境面から規制された。「専門性志向」による感染管理チームと認知症ケアチームおよび病棟関係者それぞれの主張が、「協働志向」で十分発揮されなかった症例だったと振り返る。

隔離解除後、歩行機能は維持されたが、隔離中に「患者志向」でどうすれば A 氏の不安が最小限となる環境か、何が A 氏における最適かを十分討議できていなかったと考える。各々の専門性を尊重し、感染隔離の重要性を理解したうえで、患者の苦痛や不安に認知症ケアチームとして真摯に向き合うことは必要であった。

日々、COVID-19 への対応が変化する状況が続いてきた。しかし、私たち医療者はそれを理由に患者が不安にならないように、また窮屈な生活を強いられないように、今できる最善を繰り返しチームとして討議する責任があった。一つひとつの症例を丁寧に振り返り、患者の安全を基本に療養生活の快適性に関して医療チームとして追求する必要がある。

COVID-19 に関しての課題は継続している。専門性を持つ感染管理チームと認知症ケアチームが協働し、患者にとって大切な価値を支えるため討

議することを、チームとしてお互い悩みながら継続したい。

◆ 参考文献
・細田満和子：「チーム医療」とは何か 第2版 患者・利用者本位のアプローチに向けて. 日本看護協会出版会；2021.

研究者の視点から

　認知症があり、せん妄や暴力行為によって体幹抑制となったA氏に対して、看護師、医師、作業療法士などの多職種からなる認知症ケアチームとして介入し、体幹抑制を解除したりリハビリを行ったりして、退院調整をするまでに治療ケアを実施されてきたことは、「専門性志向」「職種構成志向」「協働志向」が実践された結果ですね。

　そのようななかで、A氏がCOVID-19の濃厚接触者となってしまい、隔離を継続するために体幹抑制をせざるを得ない期間が続いてしまったことは、大変だったですね。隔離され行動の自由が奪われ不安を抱えるA氏の気持ちに、認知症ケアチームとしてもっと寄り添う必要があったのではないかと、「患者志向」の観点から自己反省的な振り返り（＝省察、リフレクション）をされていることはとても重要だと思います。

（細田満和子）

チーム医療において看護師が役割を発揮するために必要なこと

——転院調整をめぐって

チーム医療は患者の多様なニーズや医療の高度化、地域のニーズに対応するために必要だと言われている。各専門分野のスペシャリストたちが集まって連携することで、これまでは実現することができなかった治療ができ、日本が抱える超高齢社会の問題にも対応できると大きな期待が寄せられている。しかし、職種によって専門知識や視点も違うため、患者の見方に違いが生じて意見が食い違ってしまうことがある。専門分野の異なる人たちと目的や意識をすり合わせていくことは難しく、うまく連携が取れずチーム医療として機能しないといった問題も多い。

また、チーム医療では病気だけでなく、その人の心理や社会的な側面も含めた「その人全体」をケアしなければならない。患者個々に合った医療を提供するためには、医療専門職間のチームワークが必要となる。今回は、実際にチーム医療としてのかかわりで難航した事例を、「チーム医療」の4つの要素から振り返る。

1. 事例

患者は100歳を超える女性、誤嚥性肺炎で特別養護老人ホームから緊急入院された。本人との意思疎通は困難であり、インフォームドコンセントなどはキーパーソンである70代の元看護師の娘に行っていた。娘は元々暮らしていた施設に帰ることを強く希望していたが、慢性誤嚥を起こしており、痰の量が減らず医療処置が発生するため元の施設に戻ることは難しかった。嚥下機能も低下しており、言語聴覚士より食事の中止が提案されたが、娘は「ご飯を止めることは死ぬということですよ」と食事の継続を希望された。食事を継続することで痰の量は減らず、医療ソーシャルワーカー（MSW）より療養型病院への転院を提案したが、娘は「今より看護体制が下がるところは考えていない」と転院を強く拒否し、痰の量が減る

まで当院への入院を希望された。

　医師からは、食事を中止しないかぎり痰は減らないことや痰が減らなければ元の施設へは戻れないこと、そして当院は急性期病院のためこのまま入院の継続は難しいことを娘に伝えたが、話は平行線のまま２カ月ほど経過した。最後は娘が有料老人ホームを探して２日後に転院し、転院翌日の朝に亡くなられた。今回のこの事例では、キーパーソンである娘の希望と医療者側の意見が合わず、治療や転院調整が難航した。

2.「チーム医療」の４つの要素からの考察

　この事例は、医師の「食事の継続による慢性誤嚥から、痰は減少しない」という「専門性志向」と、娘の「食事を継続し、元の施設に帰したい」という「患者志向」が、互いに相容れない緊張関係となっており、退院先が決定できない困難が発生したと考える。医療者側の意見は一致しており「協働志向」は充足されていたものの、それが娘を「説得する」という形となってしまった。

　医療者が患者のために協働しても、患者・家族の思いとは異なる介入をしている場合は弊害となってしまう。この事例では、娘が元看護師で、特に若手看護師は会話の中で発言など指摘されることもあり、苦手意識を持ってしまい娘の思いをしっかり理解できていなかった。娘は施設を見つけてきた際に「残された時間を一緒に過ごしたいだけ。だから面会制限のないところを一人で探した」と話した。娘の心理的側面と向き合うことができておらず、患者の身体的側面だけを見て話を進めていこうとしたことが問題であったと考える。看護師が娘の思いを傾聴し、娘が何を一番望んでいるのか話せていたら、チーム医療として共通の課題を共有できた可能性があったのではないかと考える。

　チーム医療は、多職種が共通した目標に向かって一丸となって専門性を活かした力を発揮し、患者にとっての最善の利益を求めている。看護師は患者と一番近く、長く一緒にいるため、患者の思いを理解し、チーム医療のコーディネーターの役割を果たす存在とならなくてはいけない。今回の事例では患者と意思疎通が図れず、患者の意向を確認できる状況ではなかったが、娘とのコミュニケーションにおいても患者の意向を中心とした課題の共有ができていなかった。

　チーム医療において患者のための議論がなされるよう、看護管理者として看護師の役割を確認する重要性を伝え、一緒に考え行動していきたい。

◆ 参考文献
・井部俊子監修, 増野園惠編集：看護管理学習テキスト　第3版　第1巻ヘルスケアシステム論　2022年版. 日本看護協会出版会；2022.
・厚生労働省：チーム医療の推進について（チーム医療の推進に関する検討会報告書）. 平成22年3月19日.〈https://www.mhlw.go.jp/shingi/2010/03/dl/s0319-9a.pdf〉
・細田満和子：「チーム医療」とは何か 第2版　患者・利用者本位のアプローチに向けて. 日本看護協会出版会；2021.

研究者の視点から

　患者本人との意思疎通が困難な場合、本人の気持ちを慮ることも大事ですし、家族の思いに寄り添うことも大事ですね。そして、医療チームの考える患者にとって最善のことと、家族の希望することが相容れない場合、患者本人の意思が確認できないので、難しい状況になってしまいます。まさに、「専門性志向」と「患者志向」との溝は深くて鋭く対立することになります。

　考察にお書きになっているように、患者の身体的側面だけでなく、家族の心理的側面もみることができたら、この溝を埋めていくことができたかもしれませんね。そうするとコーディネーターとしての看護師は、誤嚥に対応するだけでなく、どのように患者と家族が良い最期の時を過ごせるかという観点からのアプローチを、医療チームと家族の双方に提案できるでしょう。

（細田満和子）

早期からの医療チーム介入の必要性
── 「専門性志向」と「患者志向」の対立

　私は、多職種がそれぞれの専門性をもって、患者のニーズに応え、協働しながら最善の療養に向けて支えることがチーム医療の役割の１つであると考える。しかし、先日、医療者の思う最善と患者家族の意向が違うために話し合いが難航した症例があった。この症例より、医療チームは問題が発生してから介入するだけでなく、問題を未然に防ぐために早期より介入していくことが必要であると感じた。

1. 事例

　患者は80代男性で、脳出血により救急搬送された。脳へのダメージが大きいことが懸念されたが、血腫除去術を施行し、集中治療センター（以下、ICU）に入院した。その後も痙攣重積を何度も引き起こし、意識の改善は見られなかった。そのため、人工呼吸器を外すことができず、挿管管理が長期化した。そこで主治医は「気管切開術を行いたい」と家族へ説明した。しかし、家族は「今後良くなる見込みがないのに処置をする必要はない」と、気管切開術施行に対して反対した。その後、家族へ説明を繰り返したが、同意を得ることはできなかった。

2. 「チーム医療」の4つの要素からの考察

　この症例では、看護師、主治医、麻酔科医師、作業療法士、医療メディエーターを担当する社会福祉士と何度もカンファレンスを行った。対等な立場で意見を伝え合い、患者にとってどのようにアプローチしていけばよいか何度も話し合った。また、その後はインフォームドコンセントに多職種で参加した。これは「職種構成志向」と「協働志向」に当たると考える。
　しかし、この症例における問題は「専門性志向」と「患者志向」の対立

である。私たち医療者は気管切開を行うことで、挿管管理におけるリスクを軽減し呼吸管理が容易になるとともに、患者の身体的負担も軽減し、さらなるリハビリ介入を期待できると考え、気管切開術は必要と感じていた。しかし、患者家族はこれから自分たちにかかってくる介護に不安を抱いていた。そのため治療を前向きに捉えることができなくなっていた。また、それまでの医師と家族とのやり取りにおいて、家族が医療者への不信感を抱いてしまった背景があり、その後も幾度となく説明したがわかり合えない状態となってしまっていた。そのことにより患者本人が置き去りとなり、合併症リスクの高い状態で療養を続けていかなければならなくなった。

　私たち医療者側は、「患者家族の拒否」という反応があるまで問題を認識できていなかった。もう少し早く家族の思いに気づけていたら違った結果になっていたのではないかと悔やまれる。今回のような状況を回避するためには、チームは問題が発生してからではなく、治療の早期から介入し問題をチーム全体で予測しながら対応していく必要がある。

　杉田[1] らは ICU において「看護師には、患者のニーズ中心のチーム医療に向けた働きかけにとって鍵となる役割が期待される」と述べている。ICU 看護師は状態変化の著しい患者の一番近くで、患者を取り巻くすべてのチーム要員の思いを理解し、早期からかかわり問題意識を高く持つ必要がある。現在、新型感染症の流行により病院への立ち入り制限が行われ、医療者と家族が関わる機会が非常に少なくなっている（2022 年当時）。しかし、チーム医療において意思疎通が図れない患者の家族は本人の代弁者であり、「患者志向」において欠かせない要員である。医療者側のすべての職種が同じ意見だったとしても、そこから「患者志向」を除外することはチーム医療としてあってはならないことである。

　私は看護管理者として、問題が生じる前に、チームが健全に機能し協働できているか確認すべき立場である。また、何よりも患者・家族の思いに気づけないような環境はすぐにでも改善すべきである。この症例を振り返り分析することで、家族が病院に立ち入れないこのような状況であっても、意図的に家族とも関わり合える体制を早急に整備する必要があると考える。

◆ 引用文献
1）杉田久子, 黒田裕子：集中治療室におけるチーム医療に対する看護師の認識. 日本クリティ
カル看護学会誌. 2006；1（3）：35-45.

研究者の視点から

　この事例は、患者本人との意思疎通は困難で、医療チームの考える患者にとって最善のことと、家族の希望することが相容れない、「専門性志向」と「患者志向」との対立になってしまっています。

　こうした状況に陥った背景として、患者家族の介護に対する不安や医療者に対する不信感があったことを認識し、家族の立場を理解しようとする態度は大事ですね。とても重要な気づきをされた様子がうかがえます。「専門性志向」と「患者志向」が対立してしまう問題を予防するために、早い段階から患者や患者家族の思いを汲み取りつつ、チーム全体で対応していくという解決方法を書いてくださいましたので、ぜひ実践していってください。

（細田満和子）

15

「専門性志向」優位のチーム医療の経験から考えた看護管理者の役割

　A病院には意識障害患者が入院している病棟があり、重度意識障害患者の回復への治療と在宅に向けた退院支援を行っている。意識回復のわずかな患者のサインを見つけて多職種でアプローチし、意識障害患者と家族が安心して在宅への退院ができるよう介入している。

1. 事例

　私がその看護長の時に、チーム医療に難渋した経験をした。患者は交通外傷の重度意識障害患者であり、家族は在宅での療養生活を希望して転院してきた。入院後、人工呼吸器が離脱でき、経管栄養から全介助によるペースト食の経口摂取と経管栄養の併用となり、音に対して反応するようになったが、それ以上の回復は現状難しく、退院調整・退院支援へと移行した。

2. 「チーム医療」の4つの要素からの考察

　「患者（家族）志向」は、サポートを受けながら安心して在宅介護ができることである。「専門性志向」として、合併症を起こさず、可能なかぎり現状よりも良い状態にすること、退院に向けて調整・支援することである。「職種構成志向」では、脳外科医師・リハビリ医師、療法士、医療ソーシャルワーカー（MSW）、看護師が介入した。「協働志向」では、より良い状態で自宅に帰るため多職種カンファレンスを積極的に実施し、必要な社会資源の確認や家屋調査などさまざまな方面より専門的知識を持ち寄り議論した。食事についてはペースト食から咀嚼調整食を目指し、経鼻胃管を無くすことであった。

　しかし、「専門性志向」と「患者志向」が緊張関係となり、退院支援が

一時中断した。その理由としては、看護管理者として家族と関わるなかで、食事摂取が家族にとって一番の苦痛であり、ペースト食を毎食目標量まで無理矢理食べさせていると感じる罪悪感や、食事を作るのが苦手なうえに患者用に3食作らなければならない精神的負担があることを知ったことがある。これは「専門性志向」優位にチーム医療が行われており、意識障害患者の治療や看護に特化しているという医療者の自負の念から、家族の「安心して在宅介護がしたい」という思いに寄り添えず、精神的な負担を与えていた。

　退院調整・退院支援が大幅に遅れたのち、家族も含めた話し合いを行い、家族が胃ろう造設を希望したことから食事を作ることに負担がかからないようサービスについても MSW に依頼した。食事摂取量が少ない朝は経管栄養に変更し、昼夕食にペースト食を食べ、足らない分を経管栄養で補うように調整した。当初、家族は医療者側に判断をすべて任せていたが、家族の意向に合わせてサービスを見直し、家族が望む形を尊重し退院することができた。

　以上の経験をとおして、「専門性志向」優位のチーム医療がなされていた原因として、医療者は各々の専門性を活かし、意識障害患者により良い状態で退院してもらうことが患者家族の思いだと考えていた。カンファレンスは積極的に行われていたように見えていたが、実際は進捗報告しているだけであった。「患者志向」はなく、家族は意識障害患者の擁護者として、本人がスムーズに食べられる量以上を無理矢理食べさせたくないことや、長期化が予測される在宅介護のなかで、介護者が少しでもストレスとなる要因を排除し、心身ともに安寧している状態で患者の介護に向き合いたいという思いに寄り添うことができていなかった。

　細田は「専門家としての態度だけが強調されれば、医療内容が本当に患者の利益になっているかどうかを吟味する視点は抜け落ちやすくなる」[1]と述べている。看護管理者として、チームの方向性が誤っていないか、患者家族が置き去りにされていないかを俯瞰的に観ることが必要であり、患者の本当の利益になっているか吟味し、働きかけなければならない。チーム医療がうまく機能するためには、看護管理者として、「チーム医療」の4つの要素を用いるなど情報を整理する必要がある。そして、患者のニーズは何か、どのような構成メンバーが必要か、どのように専門性を発揮し協働していくとよいのか、患者にとって最善とは何かをチームとして話し合うことで、問題解決につながると考える。

◆ 引用・参考文献

1）細田満和子：第2節 専門性の追求と患者の要求―「専門性志向」×「患者志向」.「チーム医療」とは何か 第2版 患者・利用者本位のアプローチに向けて. 日本看護協会出版会；2021. p.104-108.
2）井部俊子監修, 勝原裕美子編集：論点3：地域における連携とネットワークづくり. 看護管理者学習テキスト 第3版 第4巻 組織管理論 2024年版. 日本看護協会出版会；2024. p.219-228.
3）増野園惠編集：論点4：保健医療福祉制度を支える職種. 看護管理学習テキスト 第3版 第1巻 ヘルスケアシステム論 2024年版. 日本看護協会出版会；2021. p.65-71.

研究者の視点から

　重度意識障害患者の方の退院支援において、医療者のチームによる患者にとって最善のことと、患者家族の望むことの間に齟齬が生じたという事例で、「専門性志向」が優位になっていたことが問題だったという考察がなされています。

　安心して在宅介護をしたいという家族の気持ちを汲んで、医療チームのメンバーが皆で家族が望む形を尊重し、家族の意向に合わせたサービスを見直すことができたことは、とても良かったと思います。患者や患者家族は、それぞれ異なる価値観や生活様式を持っています。患者本人の人生が突然の事故で変わってしまったように、家族の人生も変わることになり、突然介護する状況になって不安も大きいと思います。だからこそ、早い段階から家族と話し合い、信頼関係を築いて、何かあったらすぐに相談できるような態勢を整えておくことは重要ですね。

（細田満和子）

memo

Part 5

「チーム医療ワークショップ」
の進め方

チーム医療ワークショップ
──実践から新たな理解を得る「省察」

細田満和子

　これまでに医療系大学や大学院の講義、病院や認定看護師や認定看護管理者の講習などで、チーム医療や多職種連携に関するテーマで講師を務めることがしばしばあった。受講者は、看護職だけでなく医師、理学療法士、作業療法士、言語聴覚士、臨床工学技士、医事課職員などさまざまだった。看護職の場合も、主任や師長など一定の看護経験のある現場責任者クラスから新人や看護学生まで、認定看護師、助産師など多様な立場の方々がいらっしゃった。こうした講義や講習の際に時間が取れる場合、実施しているのが「チーム医療ワークショップ」である。

　「チーム医療ワークショップ」（以下、ワークショップ）は、参加者の人数や与えられた時間によって多少のアレンジがあるが、だいたい全部で2時間くらいになる。参加者5、6人でひとつのグループになってもらい、30分から1時間程度の時間をとって、多職種連携で患者にとって良い医療ケアができた事例と、多職種連携が難しかった事例について話し合ってもらう。そして、どうしてうまくいったのか、なぜうまくいかなかったかについて、「チーム医療」の4つの要素──専門性志向、患者志向、職種構成志向、協働志向を使って考えてもらう。これを模造紙に書いて、みんなの前で発表していただく。これが一連の流れとなる。

　このワークショップは、参加者にとっておおむね肯定的な評価をいただいている。グループでの話し合いが盛り上がって時間が足りなくなることもしばしばあるが、このワークショップは参加者にとって興味があるというだけでなく、大事な学びを得る機会になっていると考える。

　ワークショップは、現場で経験してきたチーム医療はどのようなものだったのか、チーム医療がうまくいかなかったのはどのような状況だったのかを思い出すきっかけになる。そして、現場での経験を「チーム医療」の4つの要素を使って説明することは、現場での実践の分析になり、何が現場での課題であったのかが明らかになってくるという効果がある。これ

は、実践の状況に思いをめぐらす中で新たな理解を得る「省察（リフレクション）」に他ならないだろう[1]。

ワークショップの方法

1 | 事前準備

・全体のファシリテーターを決める。
・タイムスケジュールを決める。2時間とすると、1時間半は話し合い、30分は発表。
・模造紙、付箋、ペンなどを用意する。
・ファシリテーターが、参加者を5、6人のグループに分ける。ファシリテーターは「チーム医療」の4つの要素を十分に理解していることが望ましい。

2 | ワークショップの進行（表）

① 自己紹介をする（名前、職種、勤務場所、自分の職種の特徴）。
② 多職種連携で患者にとって良い医療ケアができた事例を紹介する。
③ 多職種連携が難しかった事例を紹介する。
④ 各事例を「チーム医療」の4つの要素（専門性志向、患者志向、職種構成志向、協働志向）を使って、なぜうまくいったのか／難しかったかを分析する。
⑤ 代表的な事例について、分析項目を一つずつ付箋に書き、4つの要素を書いた模造紙に貼っていく（図1）。
⑥ 全員の前で発表する。その際に質疑応答の時間を設ける。
⑦ 発表を聞きながら、自身の経験の振り返りをする。

表 実施例：2時間の場合（途中で10分休憩）

①	自己紹介	5分
②	チーム医療ができた事例を一人ずつ紹介	20分
③	チーム医療が難しかった事例を一人ずつ紹介	20分
④	4つの要素を使っての話し合い	15分
⑤	模造紙に書き込む	20分
⑥	発表	30分

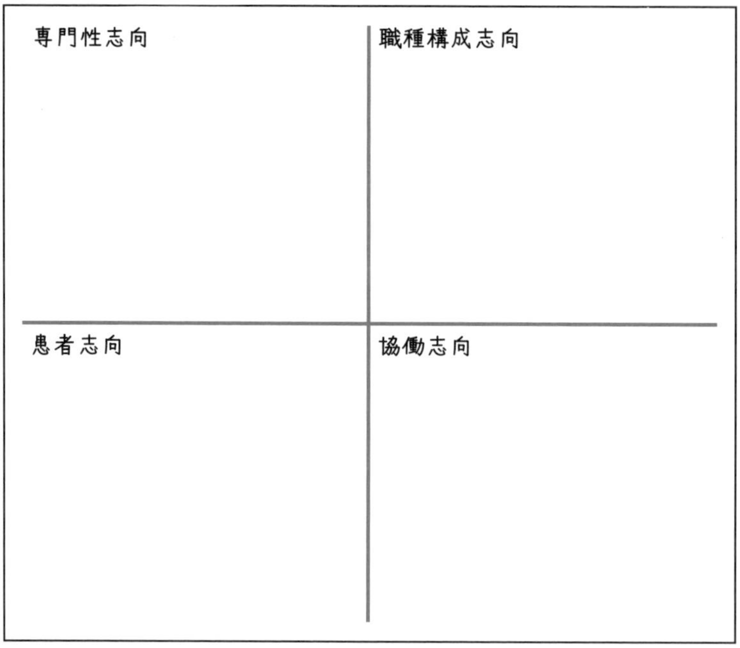

専門性志向	職種構成志向
患者志向	協働志向

図1　事例を「チーム医療」の4つの要素で分析する

　ここではこれまでのワークショップでの話し合いを統合して、チーム医療の架空のエピソードについての結果を、チーム医療がうまくいったエピソードについての分析と考察を【事例1】、難しかったエピソードについての分析と考察を【事例2】として紹介する。

【事例1】
　認知症患者のAさんは舌がんもあり、身寄りがなく生活保護を受けており、緩和ケアか手術かでチームのメンバーは方針を決めかねていた。Aさんは「口から食べたい」という意志が強いが、手術をすると食べられなくなってしまう。一方、緩和ケアを選択すると、自病院ではできないので転院調整が必要で、生活保護を受けているため区役所も絡んできて、緩和ケアは難しいという意見も出されていた。医師は手術をすることが最善と考えていたが、このような状況の中で、多職種（主治医、精神腫瘍科、がん専門看護師、受け持ち看護師、薬剤師、医療ソーシャルワーカー［MSW］、言語聴覚士［ST］、区役所職員）で方針をどうするのかを協議した。その結果、Aさんの希望に沿って緩和ケアを行える病院への転院が可能になった。このエピソードを「チーム医療」の4つの要素で分析すると図2のようになる。
　このような分析を経て、どのようにして患者の望むような希望が叶えら

専門性志向		職種構成志向			
主治医は 看護師等は 手術 緩和ケア		主治医	精神腫瘍科	がん専門 看護師	受け持ち 看護師
		薬剤師	医療ソーシャ ルワーカー (MSW)	言語聴覚士 (ST)	区役所職員
分析: 医療者や区役所職員などが、それぞれ 高い専門性を持っていた。		分析: 区役所職員という他職種をチームメンバー としていた。			
患者志向		協働志向			
患者の希望 口から食べ を共有 たい		多職種での 協議			
分析: 「食事を口から食べたい」という患者の希望 が明確にあった。そして、この希望をメン バー全員が尊重していた。		分析: 患者の希望を叶えるという目標がメンバー 全員に共有され、それぞれの専門性が認め られて、協力できた。			

図2 【事例1】患者の希望を叶えるための支援—緩和ケアか、手術か

れたのか、そのためにはどのようなチーム医療があったのかを考察できた。専門性志向・患者志向・職種構成志向・協働志向のすべてがあったからこそ患者と関わる医療職が皆、患者の希望を共有でき、その実現のために力を合わせることができたために成功につながったことがわかったという事例になった。

【事例2】

　大学病院に入院するBさんは、呼吸器をつけており全身疼痛がある患者だが、自宅に帰ることを希望していた。家族も患者の自宅への退院を望んでおり、新車を購入して待っていた。看護師は、患者の意向をくみたいと考えていたが、医師は治療を優先した方がいいと考えており、患者や家族のはざまで難しい立場であった。このような状況の中で、看護師、呼吸器内科医、理学療法士、臨床工学技士、栄養士、薬剤師の多職種で、方針を決めるカンファレンスを行った。

　患者の呼吸器離脱はすぐには難しいという医師の判断で、多職種で取り

専門性志向	職種構成志向
呼吸器内科医は呼吸器離脱してから退院　看護師らはすぐに退院優先	呼吸器内科医（主治医）　看護師　理学療法士 臨床工学技士　栄養士　薬剤師
分析: 呼吸器内科医は現状での退院は難しいと考えており、看護師は本人と家族の希望を叶えるために自宅に帰してあげたいと、それぞれの専門性から考えていた。	**分析:** 患者を支えるための多職種がいて、適宜カンファレンスを行うことができた。
患者志向	協働志向
患者は退院希望　家族は退院希望	職種の専門性尊重
分析: 呼吸器をつけていて全身疼痛があるが、自宅に帰りたいという強い患者の希望があった。	**分析:** 全職種とも、患者の希望に沿って自宅に帰してあげたいという思いがあったが、身体状況を鑑みると難しいと考えていた。

図3　【事例2】呼吸器離脱が難しい患者の退院支援

組んで呼吸器離脱ができるようになったら帰宅できるということになった。しかし、その後患者は急変して、自宅に帰ることなく亡くなった。

　この経験を振り返って看護師は、患者のために同じ方向を向いているときはスムーズに話し合いは行くが、方向性が違っているときはどこに向いていくのか難しいと考えたという。そして、カンファレンスに緩和ケアや精神科リエゾンチームを呼んでいたら、状況は変わっていたかもしれないと考えた（図3）。

　以上、【事例1】と【事例2】としてワークショップの様子を紹介した。チーム医療がうまくいった事例からも、難しかった事例からも、参加者にとって多くの学びが認められた。本書では、このような形で行った「チーム医療ワークショップ」で取り上げられた事例と分析を紹介している。読者の皆さんも、ぜひこの「チーム医療」の4つの要素を使って、ご自身のチーム医療の経験を振り返ってみていただきたい。この「省察的実践」によって、新しい発見があるのではないかと思う（図4）。

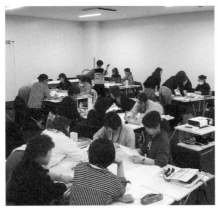

①5、6人のグループに分かれて話し合いをする

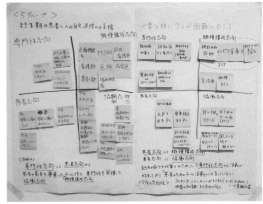

②模造紙に付箋を貼っていく

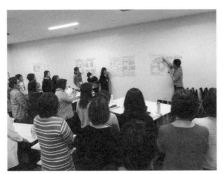

③グループごとに発表を行う

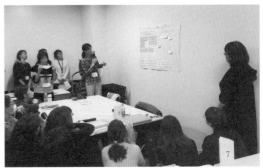

④発表の後の質疑応答も重要

図4　実施例

◆ 引用文献

1）Schön, Donald A.：The Reflective Practitioner：How Professionals Think In Action. Basic Books；1984.（ドナルド・A. ショーン著，柳沢昌一・三輪建二訳：省察的実践とは何か. 鳳書房；2007.）

おわりに

　2008年頃だったと思うが、京大病院で副看護部長をしていた頃、米国テキサス州にあるMDアンダーソンがんセンターに研修に行く機会を得た。当時、がんの集学的診療や多職種によるチーム医療が注目されていたが、チーム医療という概念が自分ではわかったようなわからないような何ともいえない気持ちを抱いていた。私自身は、1992年に東大病院の整形外科で看護師としての臨床をスタートしたが、そこでは、患者を中心に、医師、看護師、理学療法士が当たり前のように協働して医療を実践していたため、あえてチーム医療という言葉を使う必要性さえ感じていなかったのだと思う。

　そこで、MDアンダーソンのナースに「チーム医療とは何か？」という問いかけをしてみた。すると、そのナースは間髪をいれず「他の職種の仕事をしないことだ」と答えてくれた。なるほど、新鮮な回答であった。まさに、multi-disciplinaryな実践と言える。確かに、他の職種の仕事をしないことは、医療安全上も非常に重要である。日本だと、例えば、透析室などでは、看護師が回路交換を手伝ったり、MEが配膳を手伝ったりする場面を見ることも珍しくはない。しかし、時に、よかれと思って手伝ったことが、回路を誤って組み立ててしまったり、薬の内服前に食事を開始させてしまったりなど、思わぬ事故につながってしまう。こうした事態を回避し、安全な医療を提供する上でも多職種による分業は確かに理にかなっている。

　しかし、現実の医療現場には、誰がやっても良いような業務もあれば、誰の仕事にもなっていないような業務もある。誰もが、これは自分の仕事、これは自分の仕事ではない、などとやっていると、結局は治療に遅れが生じ、その害を被るのはいつも患者である。そのため、そうした仕事の大部分を看護師は自ら引き受けている。

　検査技師が対応できなければ採血もし、夜間に検体を運ぶスタッフがいなければ看護師が検査部へ届けたりする。そうすることで、少しでも早く検査が行われ、診断・治療が施され、良くなると知っているからである。看護師は、患者がそうした「ケアの割れ目」に陥らないように、あらゆる業務を代行することも専門職としての自らの務めだと認識している。だからと言って、その業務を看護師の業務にすればよい、ということではない。互いに補完し合えることが重要であり、それこそがinter-disciplinaryな実践と言える。「何をするか」ではなく「何のためにするか」によって、看護師の行うあらゆる行為が「看護になる」のである。

　看護師の行うことに、看護でないことは何一つない。患者のよりよいアウトカム

の達成に向けて意図的に行った行為はすべて看護だ、と言い切ることができる。多くの看護師がその自負をもってチーム医療のよきコーディネーターとして活躍することを願っている。

2024 年 6 月

秋山智弥

索引
Index

●日本看護協会出版会
メールインフォメーション会員募集
新刊、オンライン研修などの最新情報や、好評書籍の
プレゼント情報をいち早くメールでお届けします。

15の事例から読み解く「チーム医療」とマネジメント

2024年6月15日　第1版第1刷発行 〈検印省略〉

編　著　者	細田満和子・秋山智弥・奥田弥奈
発　　　行	株式会社　日本看護協会出版会
	〒150-0001　東京都渋谷区神宮前5-8-2 日本看護協会ビル4階
	〈注文・問合せ／書店窓口〉TEL/0436-23-3271　FAX/0436-23-3272
	〈編集〉TEL/03-5319-7171
	〈ウェブサイト〉https://www.jnapc.co.jp
装　　　丁	齋藤久美子
印　　　刷	壮光舎印刷株式会社

＊本著作物（デジタルデータ等含む）の複写・複製・転載・翻訳・データベースへの取り込み、および送信（送信可能化権を含む）・上映・譲渡に関する許諾権は、株式会社日本看護協会出版会が保有しています。
＊本著作物に掲載のURLやQRコードなどのリンク先は、予告なしに変更・削除される場合があります。

JCOPY 〈出版者著作権管理機構 委託出版物〉
本著作物の無断複製は著作権法上での例外を除き禁じられています。複製される場合は、その都度事前に一般社団法人出版者著作権管理機構（電話 03-5244-5088、FAX 03-5244-5089、e-mail：info@jcopy.or.jp）の許諾を得てください。

© 2024　Printed in Japan ISBN 978-4-8180-2774-9

看護管理者のための
医療経営学
第3版

働き方改革と医療機関の健康経営

尾形裕也 著

☑ **医療制度・施設経営に関する基礎知識が学べる ロングセラー・テキスト,待望の改訂!**

☑ **理解度を確認できる「試験問題」付き!**

○本書は,看護管理者のために,医療制度と経営理論の基礎知識をわかりやすく解説するものです。さらに,ケーススタディの解説を通して,具体的な病院経営戦略の立て方・組織マネジメントに関するヒントを示します。

○第3版では,近年の医療制度改革の動向,特に医療従事者の働き方改革や看護業務の効率化,医療機関における健康経営といった事項を中心に,大幅な加筆がなされています。

○自学自習を助ける「試験問題」「参考資料・文献解題」「Glossary（基本用語集）」も収載した充実の一冊です。

B5判／180頁／定価2,970円（本体2,700円＋税10%）
ISBN　978-4-8180-2347-5

主な内容

日本看護協会出版会

ご注文に関するお問い合わせは
コールセンターまで▶▶▶

Tel. 0436-23-3271 Fax. 0436-23-3272
ホームページ▶▶▶https://www.jnapc.co.jp

日本看護協会出版会
Twitterやってます